国家卫生和计划生育委员会"十二五"规划教材

全国中等卫生职业教育教材

供农村医学专业用

精神病学基础

主　编　汪永君

副主编　周云燕

编　者（以姓氏笔画为序）

马　红（新疆巴州卫生学校）

杨春晖（广西梧州市卫生学校）

吴　婷（广西玉林市卫生学校）

汪永君（黑龙江省林业卫生学校）

周云燕（广西玉林市卫生学校）

窦歆和（黑龙江省林业卫生学校）

人民卫生出版社

图书在版编目（CIP）数据

精神病学基础 / 汪永君主编. —北京：人民卫生出版社，2015

ISBN 978-7-117-20400-2

Ⅰ. ①精… Ⅱ. ①汪… Ⅲ. ①精神病学－中等专业学校－教材 Ⅳ. ①R749

中国版本图书馆 CIP 数据核字（2015）第 042943 号

| 人卫智网 | www.ipmph.com | 医学教育、学术、考试、健康，购书智慧智能综合服务平台 |
| 人卫官网 | www.pmph.com | 人卫官方资讯发布平台 |

精神病学基础

主　　编：汪永君
出版发行：人民卫生出版社（中继线 010-59780011）
地　　址：北京市朝阳区潘家园南里 19 号
邮　　编：100021
E - mail：pmph @ pmph.com
购书热线：010-59787592　010-59787584　010-65264830
印　　刷：人卫印务（北京）有限公司
经　　销：新华书店
开　　本：787×1092　1/16　印张：10
字　　数：250 千字
版　　次：2015 年 4 月第 1 版　2021 年 2 月第 1 版第 2 次印刷
标准书号：ISBN 978-7-117-20400-2
定　　价：24.00 元

打击盗版举报电话：**010-59787491**　**E-mail：WQ @ pmph.com**
质量问题联系电话：**010-59787234**　**E-mail：zhiliang @ pmph.com**

为全面贯彻党的十八大和十八届三中、四中全会精神，依据《国务院关于加快发展现代职业教育的决定》要求，更好地服务于现代卫生职业教育快速发展的需要，适应卫生事业改革发展对医药卫生职业人才的需求，贯彻《医药卫生中长期人才发展规划(2011—2020年)》《现代职业教育体系建设规划(2014—2020年)》文件精神，人民卫生出版社在教育部、国家卫生和计划生育委员会的领导和支持下，按照教育部颁布的《中等职业学校专业教学标准(试行)》医药卫生类(第一辑)(简称《标准》)，由全国卫生职业教育教学指导委员会(简称卫生行指委)直接指导，经过广泛的调研论证，成立了中等卫生职业教育各专业教育教材建设评审委员会，启动了全国中等卫生职业教育第三轮规划教材修订工作。

本轮规划教材修订的原则：①明确人才培养目标。按照《标准》要求，本轮规划教材坚持立德树人，培养职业素养与专业知识、专业技能并重，德智体美全面发展的技能型卫生专门人才。②强化教材体系建设。紧扣《标准》，各专业设置公共基础课(含公共选修课)、专业技能课(含专业核心课、专业方向课、专业选修课)；同时，结合专业岗位与执业资格考试需要，充实完善课程与教材体系，使之更加符合现代职业教育体系发展的需要。在此基础上，组织制订了各专业课程教学大纲并附于教材中，方便教学参考。③贯彻现代职教理念。体现"以就业为导向，以能力为本位，以发展技能为核心"的职教理念。理论知识强调"必需、够用"；突出技能培养，提倡"做中学、学中做"的理实一体化思想，在教材中编入实训(实验)指导。④重视传统融合创新。人民卫生出版社医药卫生规划教材经过长时间的实践与积累，其中的优良传统在本轮修订中得到了很好的传承。在广泛调研的基础上，再版教材与新编教材在整体上实现了高度融合与衔接。在教材编写中，产教融合、校企合作理念得到了充分贯彻。⑤突出行业规划特性。本轮修订紧紧依靠卫生行指委和各专业教育教材建设评审委员会，充分发挥行业机构与专家对教材的宏观规划与评审把关作用，体现了国家卫生计生委规划教材一贯的标准性、权威性、规范性。⑥提升服务教学能力。本轮教材修订，在主教材中设置了一系列服务教学的拓展模块；此外，教材立体化建设水平进一步提高，根据专业需要开发了配套教材、网络增值服务等，大量与课程相关的内容围绕教材形成便捷的在线数字化教学资源包，为教师提供教学素材支撑，为学生提供学习资源服务，教材的教学服务能力明显增强。

人民卫生出版社作为国家规划教材出版基地，获得了教育部中等职业教育专业技能课教材选题立项24个专业的立项选题资格。本轮首批启动了护理、助产、农村医学、药剂、制药技术专业教材修订，其他中职相关专业教材也将根据《标准》颁布情况陆续启动修订。

农村医学专业编写说明

2010 年，教育部公布《中等职业学校专业目录（2010 年修订）》，新设农村医学专业，目的是培养适合农村基层医疗卫生机构的实践能力较强的技能型医学专门人才，从事常见病、多发病的医疗服务、公共卫生服务、健康管理及康复指导等工作。人民卫生出版社积极落实教育部、国家卫生和计划生育委员会相关要求，推进《标准》实施，在卫生行指委指导下，进行了认真细致的调研论证工作，规划并启动了教材的编写工作。

本轮农村医学专业规划教材与《标准》课程结构对应，设置公共基础课（含公共选修课）、专业技能课（含专业核心课、专业选修课）教材。专业核心课教材与《标准》一致共 11 种；考虑到学生参加执业助理医师资格考试及农村基层医疗卫生工作需要，专业选修课教材在《标准》建议的基础上增设为 13 种；教材中，《外科疾病防治》含皮肤病内容，《妇产科疾病防治》含优生优育内容，《公共卫生学基础》含地方病防治内容，《传染病防治》含性传播疾病内容。

本轮教材编写力求贯彻以学生为中心、贴近岗位需求、服务教学的创新教材编写理念，教材中设置了"学习目标""病例/案例""知识链接""考点提示""本章小结""目标测试""实训/实验指导"等模块。"学习目标""考点提示""目标测试"相互呼应衔接，着力专业知识掌握，提高执考应试能力。尤其是"病例/案例""实训/实验指导"模块，通过真实案例激发学生的学习兴趣、探究兴趣和职业兴趣，满足了"真学、真做、掌握真本领""早临床、多临床、反复临床"的新时期卫生职业教育人才培养新要求。

本系列教材将于 2015 年 7 月前全部出版。

全国卫生职业教育教学指导委员会

第一届全国中等卫生职业教育
农村医学专业教育教材建设评审委员会

护理专业

序号	教材名称	版次	主编		课程类别	配套教材
1	解剖学基础 *	3	任 晖	袁耀华	专业核心课	√
2	生理学基础 *	3	朱艳平	卢爱青	专业核心课	
3	药物学基础 *	3	姚 宏	黄 刚	专业核心课	√
4	护理学基础 *	3	李 玲	蒙雅萍	专业核心课	√
5	健康评估 *	2	张淑爱	李学松	专业核心课	√
6	内科护理 *	3	林梅英	朱启华	专业核心课	√
7	外科护理 *	3	李 勇	俞宝明	专业核心课	√
8	妇产科护理 *	3	刘文娜	闫瑞霞	专业核心课	√
9	儿科护理 *	3	高 凤	张宝琴	专业核心课	√
10	老年护理 *	3	张小燕	王春先	老年护理方向	√
11	老年保健	1	刘 伟		老年护理方向	
12	急救护理技术	3	王为民	来和平	急救护理方向	√
13	重症监护技术	2	刘旭平		急救护理方向	
14	社区护理	3	姜瑞涛	徐国辉	社区护理方向	√
15	健康教育	1	靳 平		社区护理方向	

助产专业

序号	教材名称	版次	主编		课程类别	配套教材
1	解剖学基础 *	3	代加平	安月勇	专业核心课	√
2	生理学基础 *	3	张正红	杨汛雯	专业核心课	√
3	药物学基础 *	3	张 庆	田卫东	专业核心课	√
4	基础护理 *	3	贾丽萍	宫春梓	专业核心课	√
5	健康评估 *	2	张 展	迟玉香	专业核心课	√
6	母婴护理 *	1	郭玉兰	谭奕华	专业核心课	√
7	儿童护理 *	1	董春兰	刘 俐	专业核心课	√
8	成人护理（上册）—内外科护理 *	1	李俊华	曹文元	专业核心课	√
9	成人护理（下册）—妇科护理 *	1	林 珊	郭艳春	专业核心课	√
10	产科学基础 *	3	翟向红	吴晓琴	专业核心课	√
11	助产技术 *	1	闫金凤	韦秀宜	专业核心课	√
12	母婴保健	3	颜丽青		母婴保健方向	√
13	遗传与优生	3	邓鼎森	于全勇	母婴保健方向	

护理、助产专业共用

序号	教材名称	版次	主编		课程类别	配套教材
1	病理学基础	3	张军荣	杨怀宝	专业技能课	√
2	病原生物与免疫学基础	3	吕瑞芳	张晓红	专业技能课	√
3	生物化学基础	3	艾旭光	王春梅	专业技能课	
4	心理与精神护理	3	沈丽华		专业技能课	
5	护理技术综合实训	2	黄惠清	高晓梅	专业技能课	√
6	护理礼仪	3	耿 洁	吴 彬	专业技能课	
7	人际沟通	3	张志钢	刘冬梅	专业技能课	
8	中医护理	3	封银曼	马秋平	专业技能课	
9	五官科护理	3	张秀梅	王增源	专业技能课	√
10	营养与膳食	3	王忠福		专业技能课	
11	护士人文修养	1	王 燕		专业技能课	
12	护理伦理	1	钟会亮		专业技能课	
13	卫生法律法规	3	许练光		专业技能课	
14	护理管理基础	1	朱爱军		专业技能课	

农村医学专业

序号	教材名称	版次	主编	课程类别	配套教材
1	解剖学基础 *	1	王怀生　李一忠	专业核心课	
2	生理学基础 *	1	黄莉军　郭明广	专业核心课	
3	药理学基础 *	1	符秀华　覃隶莲	专业核心课	
4	诊断学基础 *	1	夏惠丽　朱建宁	专业核心课	
5	内科疾病防治 *	1	傅一明　闫立安	专业核心课	
6	外科疾病防治 *	1	刘庆国　周雅清	专业核心课	
7	妇产科疾病防治 *	1	黎　梅　周惠珍	专业核心课	
8	儿科疾病防治 *	1	黄力毅　李　卓	专业核心课	
9	公共卫生学基础 *	1	戚　林　王永军	专业核心课	
10	急救医学基础 *	1	魏　蕊　魏　瑛	专业核心课	
11	康复医学基础 *	1	盛幼珍　张　瑾	专业核心课	
12	病原生物与免疫学基础	1	钟禹霖　胡国平	专业技能课	
13	病理学基础	1	贺平则　黄光明	专业技能课	
14	中医药学基础	1	孙治安　李　兵	专业技能课	
15	针灸推拿技术	1	伍利民	专业技能课	
16	常用护理技术	1	马树平　陈清波	专业技能课	
17	农村常用医疗实践技能实训	1	王景舟	专业技能课	
18	精神病学基础	1	汪永君	专业技能课	
19	实用卫生法规	1	菅辉勇　李利斯	专业技能课	
20	五官科疾病防治	1	王增源　高　翔	专业技能课	
21	医学心理学基础	1	白　杨　田仁礼	专业技能课	
22	生物化学基础	1	张文利	专业技能课	
23	医学伦理学基础	1	刘伟玲　斯钦巴图	专业技能课	
24	传染病防治	1	杨　霖　曹文元	专业技能课	

药剂、制药技术专业

序号	教材名称	版次	主编	课程类别	配套教材
1	基础化学 *	1	石宝珏　宋守正	专业核心课	
2	微生物基础 *	1	熊群英　张晓红	专业核心课	
3	实用医学基础 *	1	曲永松	专业核心课	
4	药事法规 *	1	王　蕾	专业核心课	
5	药物分析技术 *	1	戴君武　王　军	专业核心课	
6	药物制剂技术 *	1	解玉岭	专业技能课	
7	药物化学 *	1	谢癸亮	专业技能课	
8	会计基础	1	赖玉玲	专业技能课	
9	临床医学概要	1	孟月丽　曹文元	专业技能课	
10	人体解剖生理学基础	1	黄莉军　张　楚	专业技能课	
11	天然药物学基础	1	郑小吉	专业技能课	
12	天然药物化学基础	1	刘诗泆　欧绍淑	专业技能课	
13	药品储存与养护技术	1	宫淑秋	专业技能课	
14	中医药基础	1	谭　红　李培富	专业核心课	
15	药店零售与服务技术	1	石少婷	专业技能课	
16	医药市场营销技术	1	王顺庆	专业技能课	
17	药品调剂技术	1	区门秀	专业技能课	
18	医院药学概要	1	刘素兰	专业技能课	
19	医药商品基础	1	詹晓如	专业核心课	
20	药理学	1	张　庆　陈达林	专业技能课	

注:1. * 为"十二五"职业教育国家规划教材。

　　2. 全套教材配有网络增值服务。

前　言

　　《精神病学基础》是初中起点中职农村医学专业学生教材。本教材的编写以科学发展观为指导，贯彻"加快发展现代职业教育"的精神，以服务为宗旨，以就业为导向，目的是为我国培养一批能够适合农村基层医疗机构的实践能力较强的医疗、预防、保健、康复相结合的实用型卫生人才。

　　全教材共十三章。第一章为绪论，介绍了精神障碍的概念、病因、分类及发展。第二章为精神障碍症状，第三章为精神障碍的检查与诊断，这两章是全书的重点内容，重点介绍了精神障碍症状的内容、特点和精神检查的内容、方法与诊断。第四章至第十一章分别介绍了临床各种类型的精神障碍，如重性的精神分裂症和心境障碍，较轻的神经症、人格障碍等，分别介绍了相关精神障碍的概念、病因、临床表现、诊断及治疗等。第十二章介绍了精神障碍的治疗、预防与康复。第十三章介绍了精神障碍与司法鉴定。

　　本教材在每章开头列出"学习目标"，以临床"案例"导入所学新知识的内容，激发学生的学习兴趣；章节中穿插"考点提示"或"知识链接"，以促进学生积极思考、拓展学生视野，并与执业助理医师资格考试密切联系；每章之后的"本章小结"帮助学生及时总结所学内容，突出知识重点；章末的"目标测试"让学生巩固所学知识内容，并与执业助理医师资格考试密切接轨。教材最后的"实训指导"与"教学大纲"提供了实训内容和本教材的编写纲要，供学生及教师参考。本教材附有网络增值服务，为学生的学习和教师的教学提供了便利。

　　本教材编写人员来自全国不同省市，梯队合理，大家积极响应"加快发展现代职业教育"精神，深入学习领会农村医学专业教学标准。在编写过程中，实行精细化科学管理，对内容精雕细琢，对教材的质量严格把关，努力推出精品国家规划教材，为培养出适应农村医疗卫生事业发展的现代化人才作出应有的贡献。

　　在教材编写过程中，我们参考了国内外有关精神病学专家的论著，并得到编委所在单位的大力支持与帮助，也得到了人民卫生出版社的指导，在此一并致以衷心的感谢。

　　由于精神病学知识不断更新，加之编委水平有限，书中难免有疏漏和不足，恳请各位专家、同仁和读者提出宝贵意见。

汪永君

2014 年 12 月

目　录

第一章 绪 论

第一节 概 述

一、精神病学

（一）精神疾病

精神疾病是指在各种生物、心理及社会因素影响下，大脑功能失调致认知、情感、意志行为等精神活动出现不同程度障碍的一类疾病。

（二）精神病学

精神病学是研究各种精神疾病的病因、发病机制、临床表现、发展规律、诊断、治疗和预防的一门科学。

精神疾病往往涉及很多其他方面的问题，如社会文化、司法问题。儿童精神病学和老年精神病学也得到相应的发展。

当前的精神病学的服务与研究范围日益扩大，已从传统的重型精神障碍如精神分裂症等向轻型精神障碍如神经症性精神障碍、适应障碍等转变。不良的生活方式如吸烟、酗酒、吸毒等也直接影响人们的心身健康。另外，儿童精神障碍也有增加趋势。

二、精神障碍

（一）精神障碍

精神障碍是一类具有诊断意义的精神方面的问题，主要表现为认知、情感、意志行为等方面的改变，可伴有痛苦体验和（或）社会功能损害。

精神障碍根据有无器质性因素可分为"器质性"精神障碍（如脑血管性痴呆、甲状腺功能亢进所致精神障碍等）和"功能性"精神障碍（如精神分裂症、神经症性障碍等）。"功能性"精神障碍又可分为重型精神障碍和轻型精神障碍（如神经症性障碍、神经性厌食、睡眠障碍等）。重性精神障碍又称精神病性障碍，主要包括精神分裂症和心境障碍。起病于早年、持

1

续终生的精神障碍有人格障碍、精神发育迟滞、儿童发育障碍等。

据统计，精神障碍居所有疾病的首位。预计 2020 年左右抑郁障碍将上升为所有疾病负担排名的第 2 位。世界上前 10 种致残的主要疾病中 5 种是精神障碍，主要包括抑郁障碍、精神分裂症、双相情感障碍、酗酒和强迫障碍。

（二）精神健康

精神健康，也称心理健康，是指一个人能成功地执行精神功能的一种状态。这种状态能产生建设性的活动，维持良好的人际关系，调整自己以适应不良环境。精神健康是个人安康、事业成功、家庭幸福、人际交往良好、社会关系和谐的基本保证。

第二节 精神障碍的病因

多数功能性精神障碍的病因不明，也没有明显异常的体征和辅助检查指标。精神障碍是生物、心理和社会因素相互作用的结果。

 病例

☆钱女士，36 岁。3 个月前亲眼目睹一场悲惨车祸，3 死 1 伤。此后，她总不自主地回忆起此事，还时常在梦中被血肉模糊的景象惊醒，再难以入睡。最近，上街总是绕过曾发生交通事故的路段，甚至不敢乘坐任何交通工具，有意回避。近来经常和家人发脾气。由家属送入医院治疗。

☆赵同学，14 岁。2 个月前，时常觉得耳边有男女说话的声音，有时还能看到有人私藏在自家院子，因而出去找听到的声音或藏着的人，又总是毫无结果。其母亲 5 年前曾患过精神分裂症。

请问：1. 钱女士患病是哪方面因素造成的？
2. 赵同学患病的因素是什么？

一、生物学因素

影响精神健康和精神疾病的生物学因素，大致包括遗传、感染、躯体疾病、创伤、营养不良、毒物等。

（一）遗传因素

所谓"功能性精神障碍"如精神分裂症、心境障碍、儿童孤独症、神经性厌食、儿童注意缺陷多动障碍、惊恐障碍等具有家族聚集性，是基因将疾病的易感性一代传一代。

目前绝大多数精神障碍不能用单基因遗传来解释，而是多基因的相互作用，在环境因素的影响下，产生疾病。其中，遗传因素所产生的影响程度称为遗传度。了解遗传度最有效的办法是双生子研究。基因与环境的相互作用产生疾病或行为问题，如个体在童年期受到严重虐待易出现反社会行为；人在遭受负性生活事件后易患抑郁障碍；胎儿期营养不良，成年后将增加患精神分裂症的风险。

（二）感染

感染因素能影响中枢神经系统，产生精神障碍。病原体可为寄生虫、螺旋体、立克次体、细菌、病毒等。如通过性传播的梅毒螺旋体首先引起生殖系统症状，潜伏多年后，进入脑内导致神经梅毒,主要表现为神经系统的退行性变,出现痴呆、精神病性症状及麻痹。获得性人类免疫缺陷病毒(HIV)也能进入脑内产生进行性的认知行为损害,早期表现为记忆力损害、注意力不集中及情感淡漠等,之后会出现更为广泛的损害如缄默症、大小便失禁、截瘫等。15%～44% 的 HIV 感染者出现痴呆样表现。类似的感染还有单纯疱疹性脑炎、麻疹性脑脊髓炎、亚急性硬化性全脑炎、慢性脑膜炎等。还发现,有些儿童在链球菌性咽炎后突然出现强迫障碍的表现。

二、心理因素

心理因素包括心理素质和心理应激两个方面。心理素质是条件因素,心理应激是致病诱因。

(一)心理素质

一个性格开朗、乐观的人,遇到挫折容易解决,与人相处矛盾较少。反之,一个性格谨小慎微、情绪抑郁的人,与人相处心存疑虑、戒备,易患神经症性障碍、心身疾病、酒精与药物滥用。

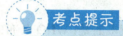

考点提示

精神障碍病因中的心理素质

有些人自幼人格明显偏离正常,表现为适应不良的行为模式,称之为人格障碍。有些人格障碍与精神障碍关系十分密切,如具有表演型性格的人易患癔症;强迫性人格的人易患强迫障碍,分裂样人格障碍者患精神分裂症的可能性较大。

(二)心理应激

任何个体在生活中都不可避免地会遇到各种各样的生活事件。这些生活事件常常是导致个体产生应激反应的应激源。心理应激对于健康人并非都是有害的。适当的心理应激可激发机体的潜能,促使人思维活跃、具有创造力和解决问题的能力,提高应对困难的能力。但强大的或长期的心理应激往往会导致急性应激反应或创伤后应激障碍,尤其是那些具有一定心理素质缺陷的人。

人们生活中最常见的应激源是各种急性和慢性应激性生活事件。其中,恋爱婚姻与家庭内部问题、学校与工作场所中的人际关系常是主要的应激源。社会生活中的一些共同问题,如洪水、战争、地震、交通事故、种族歧视等,以及个人的某些特殊遭遇,如身体的某些缺陷,遗传病、精神障碍、难治性疾病,被虐待、被遗弃、被强暴等也可能成为重要的应激源。

临床上,与急性应激相关的精神障碍主要有急性应激障碍(ASD)和创伤后应激障碍(PTSD)。ASD 在强烈的精神刺激后起病,持续时间较短(少于 4 周),表现为精神运动性兴奋或抑制。PTSD 主要表现为创伤事件后反复回忆和重新再体验精神创伤等。慢性应激反应可能与人格特征关系更大,临床表现为适应障碍等。

此外,内部需要得不到满足、动机行为在实施过程中受挫,也会产生应激反应。长时间的应激导致心身疾病、神经症性障碍等。

三、社会因素

社会因素也常常是构成各种心理应激反应的应激源。与精神障碍相关的社会因素,主要包括社会文化结构、社会变迁、社会压力、社会支持因素等。精神障碍的症状因社会文化的不同而产生明显的差异。如同为精神分裂症患者,地区不同、宗教不同、文化背景不同,往往表现出不同的症状内容。我国精神障碍患者往往会有菩萨、鬼魂、气功大师附体等症状。而信奉基督教的患者，精神症状的内容往往与基督教有关。

一般来说，处于社会劣势的群体（如低收入、低社会地位的阶层）精神障碍（尤其是焦虑、抑郁障碍）的患病率较高，而处于社会优势的群体（如高收入、高社会地位的阶层）的精神障碍患病率较低。我国改革开放后性病及阿片类物质所致精神障碍再度蔓延。

社会支持是指个体所处的社会环境给个体提供的帮助、保护与支持。当患者出现精神症状而得不到及时合理的社会支持时，往往会使患者的症状不易好转。在社会支持的构成中，家庭支持是最重要的。

第三节　精神障碍的分类

我国应用较多的是：WHO 公布的《疾病及有关健康问题的国际分类》第 10 版（ICD-10）关于精神障碍的分类和诊断标准以及中国精神障碍分类与诊断标准第三版（CCMD-3）。

（一）国际疾病分类

最近的版本 ICD-10 于 1992 年出版。ICD-10 中涉及精神障碍的内容是第五章"精神和行为障碍"，编码为"F"。ICD-10 精神与行为障碍的主要分类如下（编码从 F00～F99）：

F00～F09：器质性（包括症状性）精神障碍。

F10～F19：使用精神活性物质所致的精神及行为障碍。

F20～F29：精神分裂症、分裂型障碍和妄想性障碍。

F30～F39：心境（情感）障碍。

F40～F49：神经症性、应激相关的及躯体形式障碍。

F50～F59：伴有生理紊乱及躯体因素的行为综合征。

F60～F69：成人人格与行为障碍。

F70～F79：精神发育迟滞。

F80～F89：心理发育障碍。

F90～F98：通常起病于儿童与少年期的行为与情绪障碍。

F99：待分类的精神障碍。

（二）CCMD-3

我国自行编制的，于 2001 年出版。CCMD-3 关于精神障碍的主要分类如下（第 1 位编码）：

0. 器质性精神障碍（包含躯体疾病所致精神障碍）。

1. 精神活性物质所致精神障碍或非成瘾物质所致精神障碍。

2. 精神分裂症和其他精神病性障碍。

3. 情感性障碍（心境障碍）。

4. 癔症、应激相关障碍和适应障碍、神经症。

5. 心理因素相关生理障碍。

6. 人格障碍、习惯和冲动控制障碍、性心理障碍。

7. 精神发育迟滞与童年和少年期心理发育障碍。

8. 童年和少年期的多动障碍、品行障碍和情绪障碍。

9. 其他精神障碍和心理卫生情况。

第四节　精神病学发展的现状与展望

随着科学技术的发展、方法学的创新,生物精神病学将有重大突破。从分子生物学水平探索精神疾病的病因将是未来研究工作的重点。脑功能影像学将是精神医学研究的新热点。在活体上对脑部受体和功能动态的研究将彻底取代 20 世纪在精神病患者尸体脑组织上的研究。免疫学、神经内分泌学等多种学科与精神病学有机结合势在必行,精神医学将出现多个互相联系又相对独立的分支学科。疗效更好、不良反应更少的新型精神药物的不断推出,可改善精神障碍患者的预后和生活质量,也将进一步深化对精神疾病病因学的认识。

以患者为中心,强调功能恢复以及全病程治疗的精神科治疗理念将会进一步得到强化,精神疾病的社区康复服务也将得到充分的发展。逐渐建立适合我国国情的社区康复模式,以促进精神障碍患者的心理社会康复。

精神卫生的服务对象、服务重点进一步转移,适应不良行为、轻型精神障碍、药物滥用、酒精或阿片类物质成瘾、心身疾病、儿童与老年人的心理卫生等将受到更大的重视。精神科将进一步分工、专门化。精神病院将向园林化、家居化、开放化、多元化发展。从事精神科工作的医务人员的工作环境、社会地位等也将进一步改善。

精神卫生问题作为公共卫生和社会问题已成为国际社会的共识。国民精神健康和享有精神卫生服务的水平是衡量一个国家社会稳定和文明程度的重要标志之一。

 本章小结

> 精神障碍是一类具有诊断意义的精神方面的问题,主要表现为认知、情感、意志行为等方面的改变,可伴有痛苦体验和(或)社会功能损害。精神障碍居所有疾病的首位。精神障碍的病因有生物学因素、心理因素和社会因素。生物学因素大致包括遗传、感染、躯体疾病、创伤、营养不良、毒物等。心理因素包括心理素质和心理应激两个方面。社会因素包括社会文化结构、社会变迁、社会压力、社会支持因素等。我国应用较多的是 WHO 公布的《疾病及有关健康问题的国际分类》第 10 版(ICD-10)及中国精神障碍分类与诊断标准第 3 版(CCMD-3)。精神障碍在未来的发展中,将以患者为中心,强调功能恢复以及全病程治疗的精神科治疗理念,以促进精神障碍患者的心理社会康复。

(窦嫩和)

 目标测试

A1 型题

1. 遗传和感染属于精神障碍的

    A. 生物学因素　　　　　　　　　B. 心理因素

    C. 社会因素　　　　　　　　　　D. 人格因素

    E. 器质性因素

2. 有些儿童突然出现强迫障碍的表现可能患有
　　A. 慢性脑膜炎　　　　　　　B. 链球菌性咽炎
　　C. 单纯疱疹性脑炎　　　　　D. 急性脑膜炎
　　E. 麻疹性脑脊髓膜炎
3. 表演性人格易患
　　A. 强迫障碍　　　　　　　　B. 急性应激障碍
　　C. 精神分裂症　　　　　　　D. 神经症性障碍
　　E. 癔症

第二章　精神障碍症状

学习目标

1. 掌握：各种精神障碍症状的临床特点及其意义。
2. 熟悉：智能障碍与定向力障碍的临床特点及其意义。
3. 了解：正常与异常精神活动的鉴别；精神症状的特点及影响因素；注意障碍、意识障碍及常见精神障碍综合征的临床特点及意义。

第一节　概　　述

一、概念

异常的精神活动通过人的外显行为（如言谈、书写、表情、动作行为等）表现出来，称之为精神症状。精神症状既是精神疾病临床表现的基本组成部分，也是对精神疾病进行临床诊断的主要依据。研究精神症状及其产生机制的学科称为精神障碍症状学，又称精神病理学。

二、正常精神活动与异常精神活动的鉴别

人的精神活动是一个复杂的过程，包括感知、思维、情感和意志行为等心理过程，它们既相互联系，又相互制约。检查判断某一精神活动正常与否，应主要从以下三个方面进行比较分析：①纵向比较：被检查者当前的精神活动与其过去一贯表现相比较，是否改变明显。②横向比较：被检查者的精神活动与大多数正常人相比较，是否差别明显。③应结合被检查者的心理背景和当时的处境进行具体分析和判断。即使是精神障碍患者，也并非时刻表现为异常的精神活动状态。因此不但要观察精神症状是否存在，还要观察其出现的频率、持续的时间和严重的程度。

三、精神症状的特点

目前，精神症状的发现缺乏有效的诊断性生物学指标，医务人员主要通过与被检查者的交谈和观察来进行疾病判断。一些隐蔽的精神症状甚至需要观察一段时间才能明确。精神症状根据精神活动的心理过程，可分为感知觉障碍、思维障碍、记忆障碍、自知力障碍等多种类型，并具有以下特点：①症状的出现不受患者意志的控制。②症状一旦出现，难以通

过转移令其消失。③症状的内容与周围客观环境不相称。④症状给患者带来不同程度的社会功能损害。

四、精神症状的影响因素

精神症状表现复杂且个体差异大,主要的影响因素:①个体因素:性别、年龄、文化程度、躯体状况及人格特征等都可能使同一症状出现不典型改变。②环境因素:个人的生活经历、目前的社会地位、文化背景等均可影响患者的症状表现。所以,在分析、诊断和治疗时,须考虑以上相关因素,做到具体情况具体分析,以免造成漏诊或误诊。

第二节 常见精神症状

一、感知觉障碍

病例

☆患者经常感到腹内有虫子蠕动,到医院反复检查却未见任何异常,对医生的解释也拒绝接受。

☆患者把挂在衣架上的大衣看成上吊自杀的人。

请问:1. 上述2个病例中的患者出现了什么精神症状?

2. 这些精神症状常见于哪些精神障碍?

感知包括感觉和知觉,感知觉障碍包括感觉障碍和知觉障碍。感觉是人脑对当前作用于感觉器官的客观事物个别属性的反映,如形状、色彩、声音、气味、重量等。知觉则是在感觉的基础上产生的,是客观事物的整体属性在人脑中的反映。它受个人知识经验的影响,如通过显微镜观察血样,看到形态各异的血细胞是感觉,但区分出红细胞、白细胞和血小板就是知觉了,没有医学知识的人就看不出来。正常情况下感知觉与外界客观事物是一致的。

(一)感觉障碍

感觉障碍多见于神经系统器质性疾病和癔症,在精神障碍临床上并不多见。

1. 感觉过敏 又称感觉增强,患者表现为对外界一般强度的刺激反应特别强烈,如感到柔和的阳光特别刺眼,微风吹拂的声音特别刺耳,甚至衣服或被单接触到身体时也感到疼痛难忍。这类症状多见于神经衰弱、癔症、焦虑障碍等,也可见于丘脑或周围神经病变。

2. 感觉减退 又称感觉抑制。与感觉过敏相反,患者对外界的强烈刺激感觉轻微,甚至不能感知,如针刺没有疼痛感。多见于精神分裂症、抑郁障碍、谵妄或神经系统器质性病变。

3. 内感性不适 又称体感异常,是躯体内部产生各种不舒适的或难以忍受的异常感觉,如牵拉、挤压、转动、游走、蚁爬等特殊感觉。性质难以描述,不能明确指出体内不适的部位,可继发疑病观念。多见于精神分裂症、抑郁状态及颅脑创伤所致精神障碍。

病例

☆患者诉近几天听到门外有几个陌生人谈论她的声音,说她生活作风不好,是狐狸精,专门破坏别人的家庭。但患者打开门又找不到谈论她的人,也没有其他人听到过这些声音。但患者坚信他们来了,因此常对着门外大声说:"你们冤枉我,我要和你们对质。"

☆患者叙述:"每次站在十字路口的时候,我的头脑里就有一个人在说话,虽然没有声音,我却能清楚的听到'让我向右走'。"

请问:1. 上述这2个病例中的患者出现了什么精神症状?
      2. 上述病例的精神症状常见于哪些精神障碍?

(二)知觉障碍

知觉障碍在精神科临床上极为常见,许多精神疾病有知觉障碍。

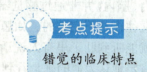
考点提示
错觉的临床特点

1. 错觉 指把实际存在的客观事物歪曲地感知为与实际完全不相符合的事物。在照明不良、精神紧张、恐惧等情况下,正常人也会出现偶然的错觉,但通过验证后能被纠正和消除。病理性错觉以错听和错视多见,常带有恐怖色彩,多见于器质性精神障碍的谵妄状态。如患者把挂在衣架上的大衣看成上吊自杀的人,把碗里的面条看成一条条的虫子等。

2. 幻觉 是一种虚幻的知觉,指在没有现实刺激作用于感觉器官时出现的知觉体验。幻觉是临床上最常见、最重要的精神症状,常与妄想合并存在。

(1)按照感觉器官的不同,可将幻觉分为幻听、幻视、幻嗅、幻味、幻触和内脏性幻觉。

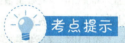
考点提示
不同类型幻觉的临床特点

幻听:临床上最常见。幻听内容多种多样,可听到各种不同种类和不同性质的声音。非言语性幻听又称原始性幻听,如鸟叫声、机器的轰鸣声、音乐声等,多见于脑局灶性病变。临床上最多见的还是言语性幻听,具有诊断价值。幻听的声音常比较清晰,一般多为直接与患者对话,有时是一些讨论或评论患者的争辩声。患者常出现侧耳倾听,甚至与幻听对话、吵架。幻听内容常为对患者的命令、赞扬、辱骂或斥责,因而常导致患者苦恼、愤怒和不安,使患者产生拒绝服药、拒食、自伤或伤人行为。多种精神障碍均可出现幻听症状,其中评论性幻听、争论性幻听和命令性幻听为诊断精神分裂症的重要症状。

幻视:较常见。内容丰富多样,可为单调的光、色,或各种形象、人物、景象、场面等。在意识障碍时,幻视多为具有恐怖性质的生动鲜明的形象,常见于躯体疾病伴发精神障碍的谵妄状态。在意识清晰时,幻视多见于精神分裂症。如一位患者说看到城市最高的楼上有一只巨大的眼睛,眼睛射出的光在城市中来回照射,它是魔王的眼睛,在寻找祭品。

幻嗅:一些使患者不愉快的实际不存在的难闻气味,如腐烂的食品、尸体、烧焦的物品、药物等的味道,或体内散发出的气味等。在精神分裂症中,幻嗅往往与其他幻觉和妄想结合在一起。患者坚信他所闻到的气味是坏人故意施放的,从而强化了被害妄想,可表现为捏鼻或拒食行为。在颞叶损害的病例中,幻嗅常是首发的症状。

幻味：患者尝到食物中有某种特殊的或奇怪的味道，因而拒绝进食，常继发被害妄想。主要见于精神分裂症。

幻触：也称皮肤与黏膜幻觉。患者诉说感到皮肤或黏膜上有某种异样的感觉，如虫爬感、针刺感，也可有性接触感。幻触多见于精神分裂症，也可见于脑器质性精神障碍。

内脏性幻觉：可产生于某一固定的器官或躯体内部，患者能清楚地描述自己的某一内脏在扭转、断裂、穿孔，或有昆虫在游走。这类幻觉常可与疑病妄想、虚无妄想结合在一起，多见于精神分裂症和抑郁障碍。

（2）按照体验的来源不同，可将幻觉分为真性幻觉和假性幻觉。

真性幻觉：患者所感知的幻觉形象与真实的事物完全相同。幻觉是直接通过患者本人的感觉器官获得的，幻觉形象清晰、鲜明和生动。因此，患者通常叙述这是他亲眼看、亲耳听，以致坚信不疑，并伴有相应的情感与行为。

假性幻觉：患者所感受的幻觉形象不够清晰、鲜明和生动，产生于患者的主观空间如体内、脑内，并非通过感觉器官获得。此类幻觉并不具有真性幻觉那种客观现实性，幻觉形象又往往是不完整的。如患者可以不用自己的眼睛就能看到头脑里有一个人像；不通过耳朵就能听到肚子里有人说话的声音。虽然幻觉的形象与一般知觉不同，但是患者往往却非常肯定地认为他的确是看到了或听到了，并深信不疑。

（3）按照产生的条件不同，可将幻觉分为功能性幻觉、反射性幻觉、睡眠相幻觉和心因性幻觉。

功能性幻觉：当某种感觉器官处于功能活动状态时，同时出现涉及该器官的幻觉，表现为正常知觉与幻觉并存，是一种伴随现实刺激而出现的幻觉，常见功能性幻听。如患者听到脚步声的同时听到斥责患者的声音。前者是真实存在的声音，后者是幻觉。两者同时为患者感知，但互不融合。多见于精神分裂症或心因性精神障碍。

反射性幻觉：当某一感官处于功能活动状态时，出现涉及另一感官的幻觉。如患者听到电视节目声音的同时，看到主持该节目的人像站在面前。见于精神分裂症。

睡眠相幻觉：幻觉发生在将睡未睡或将醒未醒的睡眠时相，称为入睡前幻觉或醒前幻觉。可见于正常人，一般无病理性意义。

心因性幻觉：在强烈的心理因素影响下出现的幻觉，幻觉内容与心理因素有密切联系，见于心因性精神障碍及癔症等。

3．感知综合障碍　指患者能正确感知某一客观事物的整体，但对该事物的个别属性如大小、形状、颜色、空间距离等产生与该事物不相符合的错误感知，多见于癫痫和精神分裂症。常见以下几种类型：

（1）视物变形症：患者感到周围的人或物体的个别属性如大小、颜色以及形状等出现改变。看到物体的形象比实际增大称作视物显大症，如看到母亲变成了巨人，头顶到了房顶。看到物体的形象比实际缩小称为视物显小症，如一成年男性患者感到自家房屋的大门只有狗洞那么小，所以每次出入都要爬着钻进钻出。

（2）空间知觉障碍：患者感到周围事物的距离发生变化。如患者想把杯子放置在桌子上，但由于桌子实际的距离尚远，因而杯子掉落在地上。

（3）时间感知综合障碍：患者感到周围的一切似乎凝固了，时间不再流逝；或者相反，感到周围一切都在急速地猛烈地变化着，犹如身处时空隧道。

（4）非真实感：患者觉得周围事物和环境变得似乎模糊不清，缺乏真实感。患者诉说：

"我感到周围的东西似乎都变了,好像隔了一层东西似的!"、"好像都是假的"。可见于抑郁障碍、神经性障碍和精神分裂症。

二、思维障碍

病例

患者,男,28岁。临床诊断:躁狂障碍。患者进入诊室后,笑容满面地向医生自我介绍。医生问:"看样子你很高兴?"患者马上接着说:"我当然很高兴,因为我脑子非常聪明,并有使不完的劲。为了表示我对你们的感谢,我送给你们一首诗:白衣战士为人民,人民当家做主人,救人治病是楷模,个个都是好医生。"接着用歌唱出上述内容,并且唱完一曲,又唱起了抒情的流行歌曲。这时一位护士走进来,患者马上站起来让座,说"向白衣天使学习"。

请问:上述病例中的患者出现了哪些精神症状?

(一)概述

思维是人脑对客观事物概括的和间接的反映,是人类认识活动的最高形式,包括分析、比较、综合、抽象、概括、判断、推理等过程,通过联想和逻辑过程实现。正常人的思维有以下特征:①目的性:思维指向一定的目标,解决某一问题。②连贯性:思维过程中的概念前后衔接、互相联系。③逻辑性:思维过程符合逻辑规律,有一定的道理。④实践性:正确的思维能通过客观实践检验。

(二)思维障碍的分类

思维障碍的临床表现复杂多样,可分为思维形式障碍和思维内容障碍两类。

1. 思维形式障碍

(1)思维奔逸:又称观念飘忽,常见于躁狂障碍。特征为讲话速度快、滔滔不绝、联想增多,言语表达可能远跟不上思潮,导致言语衔接不连贯。常出现音联、意联,易因偶然因素或无明显理由转移注意力,称为随境转移,是躁狂障碍患者很突出的伴随特征之一。

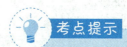

考点提示

思维障碍各类型的临床特点

(2)思维迟缓:与上述症状相反,以思维活动显著缓慢,联想困难,思考问题吃力,反应迟钝为主要特点。患者有强烈的"脑子变得迟钝了"的感觉,并为此而苦恼、焦虑。多见于抑郁障碍。

(3)思维贫乏:表现为沉默少言、言语空洞单调、词穷句短或回答简单。严重的患者甚至什么问题都回答"不知道"。患者自感脑子空虚,既没有什么可想的,也没有什么可说的。多见于精神分裂症、脑器质性精神障碍及精神发育迟滞。

(4)思维散漫:又称思维松弛。在精神分裂症早期,患者思维活动可表现为联想松弛,内容散漫,对问题的叙述不够中肯,也不很切题,缺乏一定的逻辑关系,以致使人感到交谈困难,其言语的主题及用意也不易令人理解。严重时可发展为思维破裂。

(5)思维破裂:指联想严重松散,缺乏内在意义上的连贯性和逻辑性。表现为患者的言语或书写内容不能组成完整的句子,个别词句之间缺乏联系,形成语词杂拌,如"鸡叫了,生活,我姓王,宝莲灯,医生你好。"多见于精神分裂症。

（6）病理性赘述：指患者的思维过程中主题转换带有黏滞性，叙述问题时做不必要的过分详尽的累赘的描述，无法简明扼要的讲清楚问题。常见于癫痫、脑器质性障碍以及老年性精神障碍。

（7）思维中断：指思维联想过程突然中断，患者说话时话题突然不由自主地停顿，当时感觉到脑子一片空白，片刻后开始新的话题，患者对此现象无法解释。若患者当时的思维有被某种外力抽走的感觉，称为思维被夺。多见于精神分裂症。

（8）思维插入和强制性思维：患者认为大脑中的某些想法不属于自己，不受自己意志支配，是别人强行塞入其脑中的，称为思维插入。强制性思维是指患者体验到脑内有大量外力强加的联想，这些联想不属于自己，也无现实意义。常突然出现，又迅速消失，对诊断精神分裂症有重要意义。

（9）思维扩散和思维被广播：患者体验到自己的思想一出现，即尽人皆知，感到自己的思想与人共享，毫无隐私而言，为思维扩散。如果患者认为自己的思想是通过广播而扩散出去的，为思维被广播。如患者在回答医生问题时称："你们不要装了，其实你们都知道了，我都没说，电视广播就让全世界都知道了。"常见于精神分裂症。

（10）象征性思维：指患者以一些很普通的无关的具体概念、词句或动作来代替某些特殊的抽象的概念。除患者自己解释，旁人无法理解其含义。如不穿衣服，表示自己"光明磊落"。常见于精神分裂症。

（11）语词新作：患者创造一些文字、图形或符号，并赋予特殊的意义，他人无法理解。如"%"代表离婚。这类症状常与思维破裂同时出现，多见于精神分裂症青春型。

（12）逻辑倒错性思维：主要特点为推理缺乏逻辑性，既无前提也无根据，或因果倒置，推理离奇古怪不可理解。例如："因为计算机感染了病毒，所以我要死了"。多见于精神分裂和偏执狂等。

2. 思维内容障碍

 病例

☆患者，男，48岁。患者近3个月来觉得被人跟踪监视，说："他们怀疑我是间谍，盗取国家机密。在我家里装了窃听器，我不敢和家人说话，只能写字条。一出门就被盯上了，我坐车他们也坐车，我提前下车，他们就跟着我下车，现在我任何地方也不敢去了。"

☆患者，女，35岁。患者结婚10年，夫妇感情一直很好，其夫作风正派。半年来无故坚信丈夫有外遇，丈夫上班，患者便尾随其后，见其丈夫眼望过路女人，就立即上前与丈夫吵闹，说丈夫爱上那个女人了。母亲对其劝说，患者就跟自己的母亲也吵起来，说母亲夺走了她的丈夫，与丈夫有暧昧关系。

请问：上述2个病例中的患者出现了哪些精神症状？

（1）妄想：一种病理性的歪曲信念，其内容与事实不符，旁人无法理解，但患者深信不疑，且无法以客观事实加以纠正。妄想是思维障碍中最常见、最重要的症状。妄想有三大特征：①患者深信不疑，无法说服。②其内容与个人利害、个人需求及个人安全有密切关系。③个人独有，不是集体信念。④与文化背景和个人经历有关，具有时代色彩。

根据妄想的起源，可分为原发性妄想和继发性妄想。原发性妄想是突然发生的妄想，

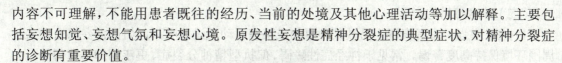

内容不可理解，不能用患者既往的经历、当前的处境及其他心理活动等加以解释。主要包括妄想知觉、妄想气氛和妄想心境。原发性妄想是精神分裂症的典型症状，对精神分裂症的诊断有重要价值。

根据妄想的结构，可分为系统性妄想和非系统性妄想。

根据妄想的主要内容，临床常见的有以下类型：

1）被害妄想：最常见的妄想。患者坚信被人迫害、跟踪、监视、窃听、诽谤、诬陷、毒害等。见于各种精神障碍，多见于精神分裂症及偏执狂。

2）关系妄想：患者把周围环境中一些与他无关的现象都认为与他有关。把别人所说的话、报纸上的文章、陌生人的举动，都认为与他有一定的关系，常与被害妄想伴随出现，主要见于精神分裂症。

3）物理影响妄想：精神分裂症的特征性症状。患者认为自己的精神活动受外界某种力量（如电波、超声波、特殊仪器等）的控制，自己不能自主。例如患者觉得自己的大脑被植入控制器，自己变成了机器人。

4）夸大妄想：患者认为自己具有非凡的才智、至高无上的权利和地位、大量的财富或是名人的后裔等。可见于躁狂障碍、精神分裂症及器质性精神障碍等。

5）罪恶妄想：患者毫无根据地认为自己犯了严重错误和罪行，认为自己罪大恶极、死有余辜，因而出现拒食、自杀的行为，患者要求劳动改造或赎罪。常见于抑郁障碍和精神分裂症。

6）疑病妄想：患者毫无根据地认为自己患了某种严重的躯体疾病或不治之症。通过一系列详细的检查和多次反复的医学检验，都不能纠正患者的这种病态信念。多见于精神分裂症、更年期及老年期精神障碍。

7）钟情妄想：患者坚信某异性对自己产生了爱情，即使遭到对方严词拒绝仍毫不置疑，而认为对方是在考验自己对爱情的忠诚。多见于精神分裂症。

8）嫉妒妄想：患者坚信爱人对自己不忠而另有外遇，因此对爱人进行跟踪、监视，以寻求"婚外情"的证据。可见于精神分裂症、反应性精神障碍及偏执性精神障碍等。

9）被洞悉感：又称内心被揭露。患者认为他所想的事已经被人知道，虽然患者说不出是怎样被人探知的。但确信已经人尽皆知，该症状对诊断精神分裂症具有重要意义。

（2）强迫观念：也称强迫性思维，是指患者脑海中反复多次出现某一观念或概念，明知没有必要，但又无法摆脱。包括强迫性回忆、强迫性怀疑、强迫性联想等，常伴有强迫动作，见于强迫障碍。例如患者出门后怀疑是否关好门窗、写信是否写错地址等，为此而反复多次的检查。

（3）超价观念：是在意识中占主导地位的错误观念。这种观念片面偏激，带有强烈的情感色彩。如狂热的迷信观念、坚信已故的亲人并未死去的观念。超价观念与妄想的区别：其形成有一定的性格基础与现实基础，内容比较符合客观实际或有强烈的情感需要。超价观念常见于人格障碍和心因性障碍。

三、注意障碍

（一）概述

注意是指精神活动集中的指向一定对象的过程。注意包括两类①主动注意：有意的去注意某一事物。②被动注意：无意的注意到周围的事物。注意障碍是指精神活动在一段时间内过度集中或不能集中指向某一对象的过程。

（二）注意障碍的类型

1．注意增强　患者表现为易被某种事物或某些活动所过分吸引。如被害妄想的患者对周围环境保持高度警惕。常见于神经症性障碍、偏执型精神分裂症、更年期抑郁障碍等。

2．注意涣散　为主动注意明显减弱，难以保持注意力集中。多见于神经衰弱、精神分裂症和儿童多动症。

3．注意减退　主动及被动注意的兴奋性减弱，注意难以集中。注意的范围明显缩小、稳定性显著下降。多见于神经衰弱、脑器质性精神障碍及意识障碍等。

4．注意转移　指被动注意明显增强，但主动注意不持久。注意的对象易受外界环境影响而不断转换。主要见于躁狂障碍，是躁狂障碍的主要症状之一。

5．注意狭窄　患者的注意集中于某一事物时，就不能再去注意与之有关的其他事物。见于意识障碍及智能障碍的患者。

四、记忆障碍

病例

患者，女性，50岁。某日，与丈夫逛街时突然忘记自己在做什么，情绪紧张，丈夫将其送往医院。患者能配合医生检查，但神情茫然、答非所问，遂住院进一步检查。患者次日醒来，看到自己躺在医院的床上，感到非常惊讶。发病前记忆无异常，发病后不能回忆。头颅CT及脑电图均无异常。

请问：1．上述病例的患者出现了什么精神症状？

2．上述病例的精神症状常见于哪些精神障碍？

（一）概述

记忆是人脑对既往事物经验的重现，包括识记、保持、再认或回忆三个基本过程。根据记忆的长短分为瞬时记忆、短期记忆、近事记忆和远事记忆。个人处于一种不能记住或回忆信息、技能的状态时，称为记忆障碍。可分为暂时性和永久性记忆障碍。

（二）记忆障碍的常见类型

1．记忆增强　一种病理性的记忆增强。表现为病前不能够且不重要的事都能回忆起来。如某患者能将几年前别人捉弄自己的事情，回忆得一清二楚，特别详尽到位。主要见于躁狂障碍和偏执状态的患者。

2．记忆减退　指识记、保持、再认和回忆普遍减退，临床上较多见。轻者表现为近记忆的减退，如记不住刚吃的饭、刚见过的人等；重者远记忆也减退，如回忆不起个人经历等。见于神经衰弱、脑动脉硬化和其他脑器质性损害的患者，也可见于许多正常老年人。

3．遗忘　指患者部分或全部不能回忆以往的经历，遗忘内容常由近事记忆逐渐发展到远事记忆。正常人也可出现遗忘。一段时间的经历全部丧失，称作完全性遗忘；仅仅是对部分经历或事件不能回忆，称为部分性遗忘。按照遗忘与疾病的时间关系可分为：①顺行性遗忘：即紧接着疾病发生后一段时间的经历不能回忆。遗忘的产生是由于意识障碍而导致识记障碍，不能感知外界事物和经历。多见于脑震荡、脑挫伤的患者。②逆行性遗忘：即回忆不起疾病发生之前某一阶段的事件。多见于脑外伤、脑卒中发作后。遗忘阶段的长短与外伤的严重程度及意识障碍的持续时间长短有关。③界限性遗忘：指某一特定阶段经历的记忆丧失，与这一阶段发生的不愉快事件有关，又称为心因性遗忘。多见于癔症。

4. 错构 是一种记忆的错误。患者对过去曾经历过的事件，在发生的地点、情节，特别是时间上出现错误的回忆，并深信不疑。多见于老年性、脑动脉硬化性、酒精中毒性精神障碍和脑外伤性痴呆。

5. 虚构 患者往往有严重的记忆障碍。以想象的、未曾经历的事件来填补自己记忆的缺失。由于虚构的患者有严重的记忆障碍，所以虚构的内容常生动、多变，易受暗示影响。常见于各种原因引起的痴呆和酒精中毒性精神障碍。

五、智能障碍

（一）概述

智能是指人们认识客观事物并运用知识解决实际问题的能力。智能涉及感知、记忆、注意和思维等一系列认知过程，并通过上述心理过程表现出来。临床上通过智力测验得出智商（IQ），并以此对智能进行定量评价。

（二）智能障碍的类型

1. 精神发育迟滞 大脑发育完成（18岁）前产生的智能障碍。由于遗传、感染、中毒、头部创伤、内分泌异常或缺氧等因素，使大脑发育不良或受到阻滞，使智能发育停留在一定的阶段。随着年龄的增长，患者的智能明显低于正常的同龄人。

2. 痴呆 大脑发育完成以后，由于疾病造成的智力障碍。其发生具有脑器质性病变基础。患者表现为意识清晰状态下，已获得的职业和社会活动技能出现减退或丧失，并相继出现人格、情感和行为等障碍，且呈进行性加重过程。

根据大脑病理变化的性质和范围，可分为全面性痴呆和部分性痴呆。

全面性痴呆的患者，大脑病变呈现弥散性器质性损害，智能活动的各个方面均被累及，常影响患者的全部精神活动，常伴人格改变。患者缺乏对自身疾病的分析和判断能力，出现定向力障碍。常见于老年性痴呆和麻痹性痴呆。

部分性痴呆的患者，病变所侵犯的只是局部区域，使智能产生部分障碍，如理解力减弱、记忆力减退、分析综合能力困难等。但其人格的基本特征一般保持良好，并且具有一定的批判和自知能力，定向力也较完整。常见于脑动脉硬化性精神障碍和外伤性痴呆。

临床上在强烈的精神创伤后可出现类似痴呆的表现，而大脑组织结构无器质性损害，称为假性痴呆。多见于癔症及反应性精神障碍，预后较好。常见的类型：

1. 心因性假性痴呆 又称Ganser综合征。患者对一些非常简单的问题给予近似而错误的回答，给人以故意做作或开玩笑的感觉。如问一位成年患者一只手有几个手指，他回答3个。在生活中，他却能解决比较复杂的问题，如下象棋、打牌等。一般生活能自理。多见于癔症，也可见于在强烈精神压力或创伤作用下产生的精神障碍。

2. 童样痴呆 以行为幼稚、模拟幼儿的言行为主要特征。如患者学幼童说话的声调，自称自己才三岁，逢人就喊"叔叔"、"阿姨"。多见于癔症。

3. 抑郁性假性痴呆 指严重的抑郁障碍患者在精神运动性抑制的状态下，出现认知能力降低，酷似"痴呆"，抑郁缓解后智能完全恢复。

六、定向力障碍

定向力是指一个人对时间、地点及人物，以及对自己本身状态的认识能力。前者称为对周围环境的定向力，后者称为自我定向力。对环境或自身状况的认识能力的丧失或认识的错误，即为定向力障碍。定向力障碍多见于脑器质性疾病，是意识障碍的一个重要标志。但有定向力障碍的患者不一定有意识障碍，如酒精中毒性脑病的患者可出现定向力障碍，而没有意识障碍。

双重定向即患者对周围环境出现双重体验，其中一种体验是正确的，而另一种体验是妄想。如一个住院患者声称他是在医院，同时又说他是在监狱。双重定向是精神分裂症的特征性表现之一。

七、自知力障碍

自知力是指患者对自己的精神障碍的认识和判断能力，即能否判断自己有病和精神状态是否正常，能否正确分析、识辨并指出自己既往和现在的表现与体验中，哪些属于病态。在临床上一般认为，患者精神症状消失并认为自己的精神症状是病态的，称自知力恢复。

精神障碍患者一般均有程度不等的自知力缺陷，因而常常否认有病，抗拒治疗。神经症性障碍的患者则多数有自知力，有主动就医行为。临床上将有无自知力及自知力恢复的程度作为判定病情轻重和疾病好转程度的重要指标。自知力完整是精神疾病病情痊愈的重要指标之一。

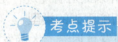

考点提示

自知力障碍的临床意义

八、情感障碍

病例

患者，男，47岁。长期酗酒，表现为情绪反复无常，无法控制。有时情绪低落，唉声叹气，觉得活着没有意义，甚至有自杀的行为。有时精力旺盛，表现活跃，在大街上见到乞讨的人，就大方地上前给人家100元，称看着别人吃苦自己受不了。

请问：1. 上述病例的患者出现了哪些精神症状？
2. 上述病例的精神症状常见于哪些精神障碍？

（一）概念

情感和情绪在精神医学中常作为同义词，即个体对客观事物的态度和因之而产生的内心体验。心境是指一种微弱而持久的情绪状态。激情是指突然产生的猛烈的、暴发的情感。

（二）情感障碍的常见类型

在精神障碍中，情感障碍通常表现为情感性质障碍、情感稳定性障碍和情感协调性障碍三种形式。

1. 情感性质障碍

（1）情感高涨：患者情感活动显著增强，表现为不同程度的病态喜悦。患者自我感觉良好，整日兴高采烈、眉飞色舞。这种病态的情感高涨，与精神活动的其他方面比较协调，与周围环境保持一定的联

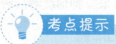

考点提示

情感障碍各类型的临床特点

系，易引起周围人的共鸣，可被人理解，具有感染力。

（2）欣快：在智能障碍的基础上出现的愉快体验，与周围环境不协调。表现为似乎十分愉快、幸福，但表情给人以呆傻、愚蠢的感觉，不易被人理解，也不具有感染力。多见于脑器质性疾病患者或醉酒状态。

（3）情感低落：患者负性情感增强，整日忧心忡忡，愁眉不展，认为自己一无是处，有"生不如死"之感，以致出现自杀行为。常伴思维缓慢、言语及动作减少及某些生理功能抑制如闭经、厌食等。情感低落为抑郁障碍的典型表现之一。

（4）焦虑：患者在缺乏明显客观因素或充分根据的情况下，对自身健康或其他问题感到忧虑不安，顾虑重重，好像大祸即将来临，惶惶不可终日，即使多方劝解也不能消除其焦虑。此类症状常伴有自主神经功能紊乱和疑病观念。多见于焦虑障碍、恐惧性焦虑障碍及更年期精神障碍。

（5）恐惧：一种不以患者的意志愿望为转移的恐怖情绪。患者对平时无关紧要的物品、环境或活动，产生一种紧张恐怖的心理，伴有明显的自主神经功能紊乱症状，如心悸、气急、发抖，甚至大小便失禁等。这类症状主要见于恐惧性焦虑障碍，也常见于精神分裂症早期。

2. 情感稳定性障碍

（1）情感不稳：表现为情感反应极易从一个极端波动至另一个极端，显得喜怒无常、变化莫测，与外界环境无关，是精神障碍的特征表现之一。常见于脑器质性精神障碍、癫痫、酒精中毒等。

（2）情感迟钝：患者对本来能引起强烈情感反应的刺激表现平淡，并缺乏与之相应的内心体验。多见于精神分裂症和某些器质性精神障碍的早期。情感迟钝继续发展，则为情感淡漠。

（3）情感淡漠：患者对外界任何刺激均缺乏相应的情感反应。患者面部表情冷淡、呆板，内心体验极为贫乏或缺如，与周围环境失去情感上的联系，是精神分裂症晚期常出现的症状，也可见于严重的器质性痴呆。

（4）易激惹：表现为轻微刺激即可引起患者强烈的情绪反应，持续时间一般较短。常见于躁狂障碍、人格障碍、神经症性障碍或偏执性精神障碍患者。

（5）情感暴发：患者受精神刺激后突然出现情感波动、哭笑无常，有时捶胸顿足，有时又满地打滚，往往给人以尽情发泄的印象。经数十分钟至数小时恢复平静。多见于癔症。

（6）病理性激情：骤然发作的一种短暂而强烈的病理性情感暴发状态，常伴有意识障碍、运动性兴奋及暴力行为，事后不能完全回忆。多见于癫痫和脑器质性精神障碍。

3. 情感协调性障碍

（1）情感倒错：指情感表现与其内心体验或处境不协调。如听到令人高兴的事时，患者反而表现出的是伤感，甚至痛哭流涕。多见于精神分裂症。

（2）情感幼稚：指成年患者的情感反应如同幼童，变得幼稚且缺乏理性控制，见于癔症或痴呆的患者。

（3）强制性哭笑：指没有外界诱因而突然暴发的、不能自行控制的或带有强制性的哭笑，患者面部表情愚蠢、怪异，缺乏内心体验。多见于脑器质性精神障碍。

九、意志障碍

病例

患者，女，62岁。自1年前老伴去世后，出现动作缓慢、僵硬，不爱说话，整日独坐。原本勤快的她变得懒于做家务，不愿出门，以前积极参加的老年舞蹈活动也毫无兴趣，自觉"什么也做不了"。食欲减退明显，夜间入睡困难，睡眠质量差。

请问：1. 上述病例的患者出现了哪些精神症状？
2. 上述病例的精神症状常见于哪些精神障碍？

（一）概述

意志是指人们自觉地确定目标，并支配行动克服困难，最终实现目标的心理过程。在意志过程中，受意志支配和控制的行为称为意志行为。

（二）意志障碍的常见类型

1. 意志增强　指病态的自信和固执的行为。如夸大妄想的患者徒步千里，在沿途的房屋和墙壁上刷写自己的名字"伟大的草根诗人某某"。常见于偏执性精神障碍、精神分裂症、躁狂障碍等。

2. 意志减退　患者由于积极主动性及进取心不足，对周围一切事物均无兴趣，以致意志消沉，不愿活动，严重时日常生活都懒于料理。常见于抑郁障碍及慢性精神分裂症。

考点提示

意志障碍各类型的临床特点

3. 意志缺乏　患者对任何活动均缺乏动机和要求，行为孤僻、退缩，且常伴有情感淡漠和思维贫乏。生活需要别人督促和管理，严重时本能的要求也缺乏了。多见于精神分裂症晚期、精神发育迟滞及痴呆的患者。

4. 矛盾意向　表现对同一事物，同时出现对立的相互矛盾的意志活动。如患者碰到朋友时，一面想去握手，一面却把手马上缩回来。多见于精神分裂症。

十、动作行为障碍

病例

☆患儿，男，8岁。反复出现摇头、弹指和拍手等动作。若被家人制止，则大发脾气、哭闹不止，并出现撞头、打自己耳光等自残行为。临床诊断为自闭症。

☆患者，男，28岁，公务员。出现少语、少动，情绪低落3个月，闭门不出10余天。最近两天不语、不动、不吃、不喝、平卧床上，目光呆滞，表情固定。

请问：上述2个病例中的患者出现了哪些精神症状？

（一）概述

动作是指简单的随意和不随意行动。行为是指有动机、有目的而进行的复杂随意运动。精神障碍患者由于病态思维及情感的障碍导致动作及行为的异常，称为动作行为障碍，又称精神运动性障碍。

（二）动作行为障碍的常见类型

1. 精神运动性兴奋 又称行为兴奋，指动作和行为的大量增多。若动作和行为的增加与思维情感是协调的，与周围客观现实环境也十分协调，则称为协调性兴奋，常见于情绪激动、轻躁狂时。若动作和行为的增加与思维情感是不协调的，则称为不协调性兴奋，可见于紧张型精神分裂症的紧张性兴奋、青春型精神分裂症的愚蠢行为和扮鬼脸、装相等，也可见于谵妄状态。

> 💡 **考点提示**
>
> 动作行为障碍各类型的临床特点

2. 精神运动性抑制

（1）木僵：指动作和行为已减少到僵住的程度，表现为不言、不动、不食，目光呆滞，表情固定，严重者还表现为大小便潴留。较轻的木僵见于抑郁障碍、反应性精神障碍及脑器质性精神障碍，严重的木僵见于精神分裂症。

（2）蜡样屈曲：常在精神分裂症木僵的基础上出现。患者的肢体可被任意摆布，维持相当长时间，像蜡塑一样维持不动。如患者睡在床上，把枕头抽走，其头部仍可悬空维持很长时间，称为"空气枕头"，多见于精神分裂症紧张型。

（3）缄默症：患者缄默不语，不回答问题，或仅以手示意。见于癔症或精神分裂症紧张型。

（4）违拗症：也常在木僵的基础上出现。此时如果要求患者做什么动作，患者常表现出抗拒，甚至做出与之完全相反的动作。如让他张口，他可以完全不动（被动违拗），也可以反而把嘴闭得更紧（主动违拗）。多见于精神分裂症紧张型。

3. 刻板动作 患者机械刻板地重复某一单调动作，如反复摇头、解纽扣等，常与刻板言语伴随出现。多见于精神分裂症紧张型。

4. 模仿动作 患者毫无意义地模仿别人的言语和动作，常见于器质性精神障碍，也可见于精神分裂症。

5. 作态 又称装相。指患者做出愚蠢而幼稚的动作和姿态，使人感到好像是故意装出来似的。如患者尖声怪气地与人交谈，或用脚尖走路等等。多见于精神分裂症青春型。

十一、意识障碍

（一）概述

在临床医学中，意识障碍是指人对周围环境以及自身状态的识别和觉察能力的障碍，前者称为环境意识障碍，后者称为自我意识障碍。定向力障碍是意识障碍的重要标志。意识障碍可表现为意识清晰度的降低、意识范围的缩小及意识内容的改变。

（二）意识障碍的分类

1. 环境意识障碍

（1）以意识清晰度降低为主的意识障碍

1）嗜睡：意识清晰度降低较轻微，患者在安静环境中经常处于睡眠状态，但可唤醒。唤醒后回答问题正确，但停止呼唤后又立即进入睡眠状态。见于功能性及脑器质性疾病。

2）意识混浊：属轻度意识障碍。患者反应迟钝，回答简单，有定向障碍。此时吞咽、角膜及对光反射尚存在，也可出现强握、吸吮等原始动作。多见于躯体疾病所致精神障碍。

3）昏睡：患者的意识清晰度水平明显降低，环境意识和自我意识均丧失。对痛觉刺激可有较强反应并能短暂觉醒，但不能正确回答问题，很快又入睡。

4）昏迷：意识完全丧失，患者无自发运动，对任何刺激不产生反应。生理反射如吞咽、防御，甚至瞳孔对光反射均消失，并可引出病理反射。多见于严重的脑部疾病及垂危状态。

（2）以意识范围改变为主的意识障碍

1）蒙眬状态：表现为患者的意识活动范围缩小，同时伴有意识清晰度的降低。患者在狭窄的意识范围内，对客观事物能做出正确的感知，以及协调连贯的复杂行为，但是范围以外的事物都不能进行正确感知判断。表现为表情呆板迷惘，联想困难，定向障碍及片段的幻觉、错觉、妄想和相应的行为。常突发突止，持续数分钟至数小时，好转后常不能回忆。多见于癫痫性精神障碍、脑外伤、脑缺氧及癔症。

2）漫游性自动症：包括梦游症和神游症。梦游症的患者在入睡 1～2 小时后突然起床，但此时仍未觉醒，刻板的进行某些简单、无目的的动作，持续数分钟至数十分钟，事后完全遗忘。神游症的患者多在白天或晨起时突然发作，无目的的外出漫游或旅行，常突然清醒，可有部分回忆。上述症状多见于癫痫或癔症。

（3）以意识内容改变为主的意识障碍

1）谵妄状态：指在意识水平降低的基础上产生的意识内容障碍，出现大量的错觉和幻觉，以幻视多见。幻觉内容多为生动逼真的、形象性的人物或场面，患者多伴有紧张、恐惧的情绪，出现不协调性精神运动性兴奋。常伴有思维不连贯，周围环境定向力可丧失。谵妄状态多在夜间加重，持续时间可数小时至数日不等。意识恢复后，患者对其病中经过可有部分回忆，也可完全遗忘。多见于感染、中毒、躯体疾病所致精神障碍。

2）梦样状态：指患者似处于梦境之中，对外界环境毫不在意，完全沉湎于幻觉、妄想中，但外表好像清醒。对幻想内容并不完全遗忘，可持续数周或数月之久。常见于中毒性精神障碍或癫痫性精神障碍。

2. 自我意识障碍

（1）人格解体：患者丧失了对自我存在的真实体验，感到自己不是原来的自己，或者自己已经不复存在。如认为自己的灵魂脱离躯体而存在。多见于神经症性障碍、抑郁状态或精神分裂症。

（2）双重人格：患者在同一时间内表现为完全不同的两种人格。如患者一方面以甲的身份出现，而另一方面又以乙的身份出现。多见于癔症，也可见于精神分裂症。

十二、常见精神障碍综合征

精神症状极少孤立存在，常常多个精神症状伴随发生，构成精神障碍综合征。临床常见的精神障碍综合征有以下几种：

1. 幻觉妄想综合征　临床最常见的精神障碍综合征。多数情况下先出现幻觉，以幻听多见，在幻觉基础上产生妄想，如被害妄想、物理影响妄想等。妄想内容与幻觉密切相关，相互依存又互相影响。常见于精神分裂症、脑器质性精神障碍及精神活性物质所致精神障碍等。

2. 紧张综合征　最突出的症状是患者全身肌紧张力增高，可交替出现紧张性木僵和紧张性兴奋两种状态。紧张性木僵状态可持续数日或数年。木僵状态可无任何原因地转入兴奋状态，表现为突然暴发的兴奋激动和暴力行为，持续时间较短暂，再进入木僵状态或缓解。多见于精神分裂症、抑郁发作、急性应激障碍、器质性精神障碍等。

3. 遗忘综合征　又称柯萨可夫综合征。三大主要症状是近记忆遗忘、虚构和定向力障

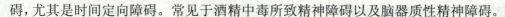

碍，尤其是时间定向障碍。常见于酒精中毒所致精神障碍以及脑器质性精神障碍。

4. 冒充者综合征 由法国的精神科医生卡普格拉（J.Capgras）于1923年首先提出，也称卡普格拉综合征。患者认为一个现实的人（多为亲属如父母、配偶等）被他人假冒。此综合征的实质是妄想，常见于精神分裂症。

5. 虚无综合征 又称科塔尔综合征。以虚无妄想和否定妄想为核心症状。患者感到自己已不复存在，或是一个没有五脏六腑的空虚躯壳。如某患者称自己的肺烂了，肠子也烂了，甚至整个身体都没了。多见于老年期抑郁，也可见于精神分裂症、老年痴呆、顶叶病变时。

6. 精神自动症综合征 患者的主要症状包括假性幻觉（多为假性幻视）、被害妄想、被动体验及其妄想性解释（如物理影响妄想、被控制感、内心被揭露感等）。该综合征的核心特征是患者具有强烈的精神活动不能自主感和被控制感，对精神分裂症具有高度诊断价值。

7. 奥赛罗综合征 又称为病理性嫉妒综合征，是一种以怀疑配偶对自己不忠的嫉妒妄想为特征的精神障碍。好发年龄为30～40岁，患者以许多似是而非的证据试图证明其配偶另有新欢，但往往说不出具体的对象。严重患者出现攻击性行为，甚至杀死配偶，犹如莎士比亚描述的奥赛罗一样。典型的病例见于病态人格。

 本章小结

> 异常的精神活动通过人的外显行为（如言谈、书写、表情、动作行为等）表现出来，称之为精神症状。它既是精神障碍临床表现的基本组成部分，也是对精神障碍进行临床诊断的主要依据。研究精神症状及其产生机制的学科称为精神障碍症状学。可通过纵向、横向、结合被检查者的身心处境三方面来判断精神活动正常与否。精神症状临床表现既有共同特性，又有其复杂多样性，受个体因素和环境因素的影响。常见的精神症状包括：感知觉障碍、思维障碍、注意障碍、记忆障碍、智能障碍、定向力障碍、自知力障碍、情感障碍、意志障碍、动作行为障碍、意识障碍及常见精神障碍综合征。

（杨春晖）

目标测试

A1型题

1. 精神障碍进行临床诊断的主要依据是

　　A. 家族史　　　　　　　　　　　　B. 精神症状

　　C. 实验室检查　　　　　　　　　　D. 脑电图

　　E. 神经系统阳性体征

2. 最常见的幻觉为

　　A. 幻听　　　　　　B. 幻视　　　　　　C. 幻触

　　D. 幻味　　　　　　E. 幻嗅

3. 注意转移最常见于下列哪种疾病

　　A. 精神分裂症　　　B. 意识障碍　　　　C. 智能障碍

　　D. 躁狂障碍　　　　E. 癔症

4. 精神障碍病情痊愈的重要指标之一是

A. 定向力完整   B. 自知力完整   C. 记忆力完整

D. 智力完整   E. 自制力完整

5. 病态的意志增强主要受以下哪一项支配

A. 幻觉   B. 妄想   C. 错觉

D. 智能   E. 记忆

6. 意识障碍的重要标志是

A. 反应迟钝   B. 情感淡漠   C. 定向力障碍

D. 记忆力障碍   E. 注意力集中困难

A2 型题

7. 患者感到周围环境变得灰蒙蒙一片，没有生气，似乎隔着一层膜。这种症状最可能为

A. 非真实感   B. 幻觉   C. 梦样状态

D. 双重定向   E. 蒙眬状态

8. 患者原无任何精神异常。某次听广播时突然坚信播音员在说他，而他的生活经历与当时的广播内容并无明显联系。此患者可能的症状为

A. 被害妄想   B. 关系妄想   C. 夸大妄想

D. 罪恶妄想   E. 嫉妒妄想

9. 医生问患者为什么住院了，患者答道："我有2个孩子，红桃代表我的心，你放开手，计算机病毒，保养自己……"这属于什么症状

A. 思维奔逸   B. 病理性赘述   C. 刻板言语

D. 持续言语   E. 思维破裂

10. 患者呆坐于一旁，对医生的任何提问均不做出回答，医生让其开口喝水时，患者却双唇紧闭，扭头逃避面前的杯子。该患者的症状可能是

A. 缄默症   B. 主动违拗   C. 被动违拗

D. 木僵   E. 作态

第三章 精神障碍的检查与诊断

学习目标

1. 掌握：记录病史的格式与内容；特殊情况下的精神状况检查；精神科诊断过程。
2. 熟悉：病史采集的内容；精神状况检查的内容。
3. 了解：躯体检查、神经系统检查与实验室检查的内容；神经心理学评估的内容。

第一节 病 史 采 集

病例

　　李红，女，28岁，教师。性格外向，喜欢参加集体活动，举止优雅，打扮得体。近2年来，李红开始不注重自己的仪表，常穿着邋遢，身上散发异味。上班常迟到、早退，工作效率明显下降，并常出差错。对同事的关心询问少有回应，对年老多病的父母漠不关心。任何人与其谈话，回答极其简单或不回答。家人疑其有"心理问题"，送至精神科就诊。医生初步诊断为"精神分裂症"。

　　请问：1. 针对该患者，还应补充哪方面的病史？
　　　　　2. 对该患者进行精神状况检查，应从哪方面入手？

一、采集病史

　　病史主要来源于患者和知情者。医生从部分患者处采集到完整、真实的个人病史，但部分患者由于各种原因未能提供完整的病史，知情者可协助提供。

二、病史格式与内容

　　包括一般资料、主诉、现病史、既往史、个人史和家族史。

（一）一般资料

　　包括姓名、性别、年龄、婚姻、民族、籍贯、职业、文化程度、住址、电话号码或 E-mail、入院日期、病史提供者及对病史资料可靠性的估计。

考点提示

　　撰写病史的格式及内容

（二）主诉

主要精神症状及病程。

（三）现病史

1. 发病条件及原因　了解患者发病的生物、心理、社会因素，了解有无器质性疾病，注意其与精神症状的关系。

2. 起病缓急及早期症状　从精神状态大致正常到出现明显的精神障碍，2 周之内者称为急性起病，2 周至 3 个月为亚急性起病，3 个月以上为慢性起病。

3. 疾病发展及演变　按时间先后顺序以年、月、日纵向描述，包括主要症状的具体表现及持续时间，与伴随症状的关系，症状的发展演变，与生物、心理、社会因素的关系，社会功能的变化，病程特点等。

4. 发病时的一般情况　睡眠、饮食、生活自理、工作、学习、排便、月经周期、性生活的情况。

5. 诊疗经过　既往与之有关的诊断、治疗及疗效。

（四）既往史

询问有无谵妄、抽搐、惊厥、昏迷、中毒及器质性躯体疾病史，有无中枢神经系统疾病，有无酗酒、吸毒、性病、伤人、自伤、自杀史及其他精神病史。

（五）个人史

指从母亲妊娠到发病前的整个生活经历。个人史应反映患者的生活经历、健康状况、人格特点和社会地位等。

患者发病年龄与病种不同，询问的侧重点也不同。

1. 儿童及青少年　应详问母亲孕期健康状况及分娩史，询问其儿童期情绪、性格、饮食、睡眠习惯；与他人接触情况及行为特点；与双亲相处的情况；在校的成绩与品德；生长发育情况；家庭教育和学校教育的情况等。

2. 成年人和老年人　了解其工作表现和工作能力，有无遭遇重大精神刺激；了解其恋爱婚姻生育史、夫妻相处模式，必要时询问性生活状况；了解患者的性格、兴趣、交友、宗教信仰；了解患者的居住环境、经济状况；有无犯罪记录；对女性患者应询问月经史、月经周期心理生理变化以及孕产史。

（六）家族史

父母两系三代有无精神障碍者，有无近亲婚配者；了解双亲的年龄、职业、人格特点，如双亲中有亡故者应了解其死因和死亡年龄；了解家庭结构、经济状况、社会地位、家庭成员之间的关系，特别是双亲相互关系、亲子关系；了解家庭中有无发生过特殊事件等。

第二节　精神状况检查

一、精神状况检查内容

（一）外表与行为

1. 外表　观察患者的体格、发型、装束、服饰、配饰等，判断与其性别、年龄、身份、职业、环境是否协调。

2．面部表情　从面部表情及变化可推测患者目前的情绪状态。

3．活动　注意活动的量和性质。

4．社交行为　了解患者与周围环境的接触情况,主动还是被动,注意力是否集中,与他人协作能力,待人接物的表现等。

5．日常生活能力　包括睡眠、饮食、更衣、自理能力、大小便等。

（二）言谈与思维

1．言谈的速度和量　有无思维奔逸、思维迟缓、思维贫乏等。

2．言谈的形式与逻辑　有无思维破裂、象征性思维、逻辑倒错性思维、词语新作、病理性赘述、思维插入等。

3．言谈内容　是否有妄想,妄想的种类、内容,出现的诱因、时间、频率,原发还是继发,发展趋势,内容是否符合实际,与其他精神症状的关系等。

（三）情绪状态

情感活动客观表现在患者的表情、动作行为、语气语调、自主神经反应等方面;情感活动主观表现在患者的内心体验。了解患者占优势的情感,情感的诱发因素是否正常,情感的稳定性,情感与环境是否协调等。

（四）感知

有无感觉增强、感觉减退、体感异常等。有无错觉、幻觉,及其种类、内容,出现的条件、时间、频率、发展趋势,与其他精神症状的关系及影响。

（五）认知功能

1．定向力　包括自我定向力和周围环境定向力（时间、地点、人物的定向力）。

2．注意力　判断注意力的强度、范围,有无注意力转移。

3．意识状态　根据定向力、注意力及其他精神状况,判断有无意识障碍及意识障碍的程度。

4．记忆　评估即刻记忆（瞬时记忆）、近记忆和远记忆的完好程度,是否有遗忘、错构、虚构等。

5．智能　评估患者的一般常识、专业知识、计算力、理解力、分析创造能力、判断推理能力及抽象概括能力,必要时可进行智能测查。

（六）自知力

了解患者对自己精神状况的认识能力,推断患者的自知力,评估患者在今后诊疗过程中的合作程度。

二、特殊情况下的精神状况检查

（一）不合作的患者

过度兴奋、抑制（如缄默或木僵）、违拗、敌意等不配合精神检查的患者,属于不合作患者。对这类患者要从以下几方面观察:

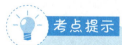

考点提示

不合作患者的精神状况检查

1．一般情况　观察患者的意识、外表,与人接触情况,协作能力,饮食、睡眠及生活自理状况。

2．言语　注意言语的连贯性及其内容,有无语词杂拌、自发言语、模仿言语、持续言语,缄默患者能否用文字表达自己的思想。

3. 面部表情　观察患者面部表情与环境是否协调,对环境及他人的态度及反应。

4. 动作行为　有无本能活动亢进,有无刻板动作、模仿动作,有无违拗、被动,有无冲动、伤人、自伤、自杀等。

(二)意识障碍的患者

从神志的清醒程度,言语的条理性,行为的目的性,睡眠的节律性来判断是否有意识障碍。

(三)风险评估

患者存在伤人行为或自伤危险,需做紧急风险评估。自伤或自杀的高风险因素:严重抑郁障碍的患者、老年男性、支持系统差、社会经济地位低、既往有过自杀史等。伤人的高风险因素有:精神分裂症、命令性幻听、男性、既往暴力史等。

降低风险的措施:事先警告患者的监护人,对患者可能出现的行为采取防备。在人身安全受到威胁时通知警察。入院前严格检查患者随身携带的物品。在紧急情况下强制患者住院治疗等。

第三节　躯体检查与特殊检查

(一)躯体检查、神经系统检查

许多躯体疾病会伴发精神症状,精神疾病患者也会发生躯体疾病,应对患者进行全面的躯体及神经系统检查。

(二)实验室与影像学检查

躯体疾病、精神活性物质与中毒所致的精神障碍,可通过实验室和影像学检查(CT、MRI、fMRI、SPECT、PET)确诊。

(三)神经心理学评估

指用实验与临床心理学方法,对个体给予刺激,观察其行为反应,推测个体的大脑结构和功能特征,常用来分析患者的认知和行为紊乱。心理或行为的评估范围包括感觉、知觉、运动、言语、注意、记忆和思维,涉及脑功能的各个方面。

第四节　精神科诊断过程

医生根据患者的病史、精神状况检查、躯体检查、实验室检查、影像学检查和神经心理学评估,进行分析归纳,得出"目前诊断"。这就是精神科诊断过程。在精神科诊断过程中,应考虑以下因素。

一、横向诊断

横向诊断包括精神科现状检查与精神活动的动态观察两个方面。如患者现状检查的主要表现是"情感高涨、思维奔逸、活动增多",可考虑"躁狂发作"。如患者的意识障碍有昼轻夜重的动态变化,可考虑"谵妄"。

二、纵向诊断

指根据患者的年龄、性别、职业、生活环境、既往人格特点、疾病史、家族史、起病形式及病程特点来考虑诊断。

精神障碍起病有急性、亚急性和慢性，病程发展有发作性、周期性、间歇性、进行性等几种形式。如有吸毒史者首先考虑精神活性物质所致精神障碍。

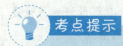

三、诊断原则

1. 一元诊断原则　临床上进行精神障碍的诊断往往依据主要精神症状的临床特点做出一个主要精神障碍的诊断，以便指导临床治疗和康复。如心境障碍或强迫障碍等。

2. 等级诊断原则　在诊断精神障碍时往往依据躯体和实验室等辅助检查和精神症状的临床特点，但需要明确精神症状出现与脑或躯体疾病等器质性因素的关系，如有明确的证据显示精神症状是由躯体或脑疾病所致或有明确的联系，一般只做出某种躯体或脑疾病所致精神障碍，如肝性脑病所致精神障碍，不再做"功能性"精神障碍的诊断。"功能性"精神障碍诊断时，优先考虑精神病性（幻觉、妄想、现实检验能力丧失等）的，还是非精神病性（如神经症性障碍）的精神障碍的诊断。按精神障碍症状的严重性，从重到轻排列为：器质性精神障碍、精神分裂症、心境障碍、神经症性障碍、人格障碍。诊断如果符合等级较高的标准，就不要诊断等级较低的障碍，如诊断了精神分裂症就不再诊断神经症性障碍。

3. 多轴诊断原则　精神障碍表现复杂，诊断时要综合各方面的资料对患者全面的精神、躯体状态和社会功能做出评估。多轴诊断是指采用不同层面或维度来进行疾病诊断的一种诊断方式。在美国 DSM-Ⅳ 诊断系统中分别为：轴Ⅰ：临床障碍，可能成为临床注意焦点的其他情况；轴Ⅱ：人格障碍，精神发育迟滞；轴Ⅲ：躯体情况；轴Ⅳ：社会心理和环境问题；轴Ⅴ：全面功能评估。

本章小结

　　病史包括一般资料、主诉、现病史、既往史、个人史、家族史。现病史包括发病条件及发病的原因，起病缓急及早期症状表现，疾病发展及演变过程，发病时的一般情况，诊疗经过。精神状况检查包括外表与行为、言谈与思维、情绪状态、认知活动、自知力等。对不合作患者应从一般情况、言语、面部表情、动作行为方面进行检查。横向诊断包括精神科现状检查与精神活动的动态观察两个方面。根据患者年龄、性别、职业、生活环境、既往人格特点、疾病史、家族史以及起病形式、病程特点进行纵向诊断。诊断可遵循一元诊断原则、等级诊断原则和多轴诊断原则。

（周云燕）

 目标测试

A1 型题

1. 病史主要来源于

　　A. 家人　　　　　　　　　　B. 朋友

　　C. 同事　　　　　　　　　　D. 患者和知情者

　　E. 领导

2. 诊断精神障碍最好的方法是

    A. 实验室检查   B. 心理测试

    C. 既往病史治疗   D. 精神状况检查

    E. 横向的现症精神状况结合纵向的病史材料

3. 既往发作的精神障碍不完全缓解与近期症状恶化, 不属于两次发作或复发, 全部病情应列入

    A. 现病史   B. 既往史

    C. 个人史   D. 现病史或既往史

    E. 以上均可

第四章　脑器质性精神障碍

 学习目标

1. 掌握：谵妄、痴呆与遗忘综合征；阿尔茨海默病、血管性痴呆。
2. 熟悉：常见脑器质性精神障碍的治疗。
3. 了解：癫痫性精神障碍、HIV 感染所致精神障碍。

第一节　概　述

 病例

赵大爷，男，78 岁。高血压、糖尿病史多年。半年前"中风"一次，头颅 CT 检查为多发性脑梗死。经住院治疗基本康复，无明显肢体瘫痪，生活能自理。近 3 个月，赵大爷常为一些小事无故发脾气。近 1 个月，明显健忘，做事丢三落四，常忘记刚刚发生的事，如早餐吃了什么。出门几次迷路，被他人送回。子女将其送至医院求治。

请问：1. 该患者初步疾病诊断是什么？

2. 如何对患者进行治疗？

一、基本概念

脑器质性精神障碍是指由于脑部疾病引起的精神障碍，包括脑变性疾病、脑血管病、颅内感染、脑外伤、脑肿瘤、癫痫等所致的精神障碍。精神障碍传统上分为"器质性"和"功能性"两大类。但这种区分是相对的、有条件的。随着医学的进步，人们已经在许多"功能性"精神障碍中，发现了"器质性"的病理改变。

二、常见的临床综合征

（一）谵妄

谵妄是一组急性、一过性、广泛性的认知功能障碍，以意识障碍为主要特征。

1. 病因及发病机制　导致谵妄的病因有颅内感染、脑外伤、水电解质平衡紊乱、药物过量或中毒等。发病机

 考点提示

谵妄的概念及临床表现

制不清，胆碱能假说认为血浆乙酰胆碱等神经递质合成减少与谵妄发生有密切关系。

2. 临床表现 谵妄的特征包括：意识障碍，神志恍惚，注意力不集中，对周围环境与事物的觉察清晰度降低等，呈昼轻夜重的特点，白天交谈时可对答如流，晚上却出现意识混浊。定向障碍包括时间、地点、人物的定向障碍。记忆障碍以即刻记忆（瞬时记忆）和近记忆障碍最明显，患者对新近发生的事件难以记忆。睡眠 - 觉醒周期不规律，昼睡夜醒。好转后患者对发病时的表现大都遗忘。

感知障碍很常见，如感觉过敏（对声光特别敏感）。常出现错觉和幻觉，以错视和幻视多见。在错觉和幻觉的基础上，产生继发性的片段妄想、冲动行为。情绪紊乱表现为恐怖、焦虑、抑郁、愤怒，甚至欣快等。

3. 诊断 根据典型的临床症状和精神检查做出诊断。

4. 治疗 主要包括病因治疗、支持性治疗和对症治疗。病因治疗是指针对脑部原发疾病的治疗。支持性治疗包括维持水电解质平衡、适当补充营养等。对症治疗是指针对患者的精神症状给予精神药物治疗等。

（二）痴呆

痴呆是指缓慢出现的全面性智能衰退，思维、理解、记忆、计算等能力的减退和人格改变。是严重的、持续的认知障碍，但无意识障碍。

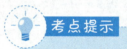

考点提示

痴呆的概念及临床表现

1. 病因 老年期以阿尔茨海默病最常见，血管性痴呆次之。其他如颅内感染、脑肿瘤、癫痫等。

2. 临床表现 记忆减退是必有且最早出现的症状。早期以近记忆障碍为主，中晚期出现远记忆力受损。定向力、注意力、理解力和判断力逐渐下降，思维日趋贫乏。人格改变表现为兴趣减少、被动，也可表现为脱抑制行为，如冲动、幼稚行为等。情绪症状包括焦虑、抑郁、易激惹等。一部分患者会出现坐立不安、漫游、尖叫和攻击性行为，也可有幻觉和妄想。社会功能逐渐受损，晚期生活不能自理，最后工作生活能力完全丧失。

3. 诊断 根据病史，智能减退和社会功能下降的临床表现，智能检查（如简易精神状态检查，MMSE），再结合体格检查和实验室检查可明确诊断。

4. 治疗 首先是病因治疗。其次，社会心理治疗使患者生活能力、情绪和行为问题得以改善。最后，对症治疗。但目前尚缺乏治疗认知功能缺损的特效药物。

（三）遗忘综合征

遗忘综合征又称柯萨可夫综合征（Korsakoff syndrome），由脑器质性病理改变导致的一种选择性或局灶性认知功能障碍，以近事记忆障碍为主要特征，无意识障碍，智能相对完好。

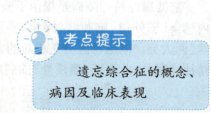

考点提示

遗忘综合征的概念、病因及临床表现

最常见的病因是酒精滥用导致维生素 B_1（硫胺素）缺乏，其他病因有脑外伤、脑缺氧、一氧化碳中毒、脑血管疾病、脑炎、脑肿瘤等。

遗忘综合征的主要临床表现是近记忆障碍，但即刻回忆正常。患者因近记忆缺损，常出现虚构。注意力及其他认知功能和智能则相对完好。

治疗主要是针对病因，积极治疗原发病。其次，制定康复训练计划，做记忆训练。

第二节　常见脑器质性精神障碍

 病例

　　张婆婆，女，75 岁。患者 2 年前出现记忆力下降，开始记不住当天吃了什么菜，慢慢发展到遗失贵重物品如钱包等。3 个月前，一次上街买菜，找不到回家的路，求助警察帮助才被送回家。以往衣着整齐清洁，最近却懒于刷牙洗脸。近 1 个月，洗澡也需家人督促。家族史：无特殊。实验室检查：无阳性发现。头颅 CT：皮质性脑萎缩和脑室扩大。精神检查：神志清晰，欠合作，穿着不整，纽扣扣错。记忆力检查提示近记忆差。未引出幻觉、妄想等，但情感反应简单而冷漠。

　　请问：1. 该患者初步疾病诊断是什么？
　　　　　2. 如何进行治疗？

一、阿尔茨海默病

　　阿尔茨海默病（AD）是一组病因未明的原发性退行性脑变性疾病。多起病于老年期，起病隐匿，病程缓慢不可逆，临床上以智能损害为主。

（一）流行病学

　　AD 是最常见的痴呆类型，占痴呆总数的 60%～70%。AD 的发病率随年龄增长而升高，65 岁以上的老年人中痴呆的患病率约为 5%，80 岁以上的患病率可达 20% 以上。AD 的危险因素包括年龄大、痴呆家族史、21-三体综合征家族史、脑外伤史、抑郁障碍史、低教育水平等。

（二）病因和发病机制

　　1. AD 的分子遗传学　已发现 AD 发病与遗传因素有关。与痴呆患者血缘关系密切者，其患病率比普通人群高。

　　2. 病理改变　主要为大脑皮质弥漫性萎缩，沟回增宽，脑室扩大，脑重量减轻，神经元大量减少，并可见特征性的老年斑（SP）和神经元纤维缠结（NFT）等。SP 大量出现于大脑皮质和 NFT 大量出现于神经元，是诊断 AD 的两个主要依据。研究表明，SP 分布范围与 AD 的认知功能受损程度呈正相关。

（三）临床表现

　　AD 起病隐匿，为持续性、进行性、不可逆的认知功能减退，合并非认知性精神症状。由发病至死亡平均病程 8～10 年，少数患者可持续超过 15 年。

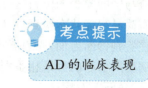

考点提示

AD 的临床表现

　　AD 的临床表现主要有以下几个方面：

　　1. 人格改变　主要出现在 AD 的早期。患者在认知方面可出现兴趣减退，自私，伦理道德观念淡化；情感方面表现为情感幼稚，喜怒无常，情绪不稳，对家人漠不关心；行为方面表现为懒散、退缩，有的出现幼稚行为。

　　2. 记忆障碍和智能障碍　记忆障碍最初仅表现为近记忆障碍，如记不住刚刚发生的事情等，接受新知识和新技能困难。此后可累及远记忆。随病程的进展，患者逐渐出现智能的全面减退。

3. 精神病性症状 患者特别是在疾病的早期或中期出现幻觉、妄想、思维逻辑障碍等精神病性症状。最常见的幻觉为听幻觉,有时幻觉的内容随情绪的变化而变化。妄想多涉及被害或财产被偷窃等内容。

4. 伴随的神经系统症状 一般出现在疾病的中、后期,可表现为失语、失用、失认,肌强直,肢体屈曲,抽搐发作等。

根据疾病的发展和认知功能缺损的严重程度,可分为轻度、中度和重度。

1. 轻度 近记忆障碍常为首发及最明显症状,如看电视后不能回忆其中的内容。常有时间定向障碍、计算力减退、思维迟缓、对新事物茫然。早期患者对自己记忆障碍有一定的自知力,力求弥补和掩饰。随着记忆力和判断力的减退,患者对复杂的工作不能胜任,但能完成已熟悉的日常事务或家务。个人生活基本能自理。人格改变出现在疾病早期,患者变得被动,活动减少,孤僻自私,对周围环境兴趣减少,对周围人较为冷淡,情绪不稳定,易激惹。

2. 中度 表现为日益严重的记忆障碍,忘记家庭住址及亲友姓名,但尚能记住自己的名字。有时因记忆减退而出现错构和虚构。远记忆力也受损,不能回忆自己的个人生平,可出现时间和地点定向障碍,易迷路走失。言语功能明显障碍,言语紊乱,内容空洞,命名困难。失认,以面容失认最常见,认不出亲人朋友,甚至自己的面容。失用,表现为难以完成有目的的复杂活动,如穿衣服等。患者不能工作,甚至洗漱、吃饭等基本的生活也需人督促或帮助,不能独自生活。

精神和行为障碍表现为幻觉、妄想、睡眠障碍、行为紊乱等。最常见的妄想是被窃妄想,因找不到自己放置的物品,而怀疑被他人偷窃。其次,表现为嫉妒妄想。幻觉中以幻视较多见。睡眠障碍常常表现为昼睡夜醒,也可有本能活动亢进,当众裸体。有时出现攻击行为。

3. 重度 记忆力、思维能力及其他认知功能均严重受损,逐渐丧失语言功能、行走能力,最终只能终日卧床,大小便失禁。晚期可出现原始反射如强握、吸吮等。最明显的神经系统体征是肌张力增高、肢体屈曲。病程呈进行性,一般历时 8～10 年左右,自发缓解或自愈者罕见,最终发展为严重痴呆。常因压疮、骨折、肺炎、营养不良等继发躯体疾病或衰竭而死亡。

(四)诊断与鉴别诊断

首先根据临床表现做出痴呆的诊断,然后结合病史、临床表现、神经系统检查、心理检查与辅助检查的资料进行综合分析,排除其他原因引起的痴呆,才能诊断为 AD。最常用的有简易智能状态检查(MMSE),阿尔茨海默病评定量表(ADAS)也是国际通用的测试工具。在鉴别诊断方面,应注意与血管性痴呆、正常压力脑积水、脑肿瘤以及其他脑原发性退行性病变所引起的痴呆相鉴别。

(五)治疗

AD 治疗包括药物治疗与非药物治疗。目前尚无特效药物可逆转认知功能受损或有效阻止病情进展。胆碱酯酶抑制剂(AChEI)通过抑制乙酰胆碱(ACh)降解,提高脑内 ACh 含量,达到改善患者的认知功能的目的。抗痴呆的药物包括:①多奈哌齐,用于治疗各期 AD。初始剂量每次 5mg 口服,1 次 / 日,睡前服,至少 1 个月。若疗效不明显,将剂量增加到 10mg/日,3～6 个月为一个疗程。约 1/3 的 AD 患者可使认知功能改善,但不能痊愈。②利斯的明，用于治疗轻、中度 AD。初始剂量每次 1.5mg，2 次 / 日，最大剂量一次 6mg，2 次 / 日。

美金刚用于治疗中、重度 AD。第 1 周剂量 5mg/d，晨服，每周递增 5mg，第 4 周维持剂量 20mg/d。

可适当用精神药物对症治疗。对患者家属进行健康教育及为患者提供各种社会服务也是治疗的一部分。

二、血管性痴呆

血管性痴呆（VD）是指由于脑血管病变导致的痴呆。VD 的患病率仅次于 AD。VD 的患病率随年龄增加而升高，男性高于女性。导致 VD 的危险因素，认为与卒中的危险因素类似，如高血压、冠状动脉疾病、房颤、糖尿病、高血脂、吸烟、高龄、既往卒中史等。VD 的认知功能受损明显，VD 对治疗的反应优于 AD，对 VD 可疑病例的早期检测和诊断尤显重要。VD 的自然病程 5 年左右，其预期寿命较普通人群或 AD 患者短。

（一）临床表现

患者有卒中或脑血管循环障碍病史，VD 的起病较急，呈阶梯式恶化且波动大。

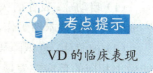

考点提示

VD 的临床表现

VD 在发生和发展过程中包含以下精神症状：

1. 意识障碍　可出现短暂的意识障碍，以急性脑综合征为主要表现，一般发生在夜间。

2. 感知觉障碍　可出现幻视、幻听及其他形式的幻觉。还可出现视物显大或显小等感知综合障碍。

3. 思维障碍　可出现思维迟缓、逻辑障碍及妄想等多方面的障碍。最常见的妄想是关系妄想、被害妄想、被偷窃妄想和嫉妒妄想等。

4. 情感障碍　早期的情感障碍主要表现为情感脆弱、易激惹、情绪不稳及抑郁等。疾病后期出现欣快、情感平淡或淡漠。

5. 行为障碍　可出现意志减退、冲动行为、本能活动（食欲和性欲）亢进。

6. 记忆障碍与智能障碍　记忆障碍同 AD。智能障碍呈波动和进行性，最终生活自理能力完全丧失。

7. 神经系统症状和体征　局灶性。

8. 颅脑 CT 及 MRI　可见多发性梗死灶。

表 4-1　AD 与 VD 的鉴别要点

鉴别点	AD	VD
1. 高血压病史或反复卒中史	无	有
2. 病程特点	起病缓慢、进行性发展	病情波动、阶梯式恶化
3. 早期症状	人格改变和智能障碍	情绪不稳和近记忆障碍常见
4. 核心症状	全面性痴呆	部分性痴呆且痴呆出现晚
5. 脑影像学检查	脑萎缩	梗死、腔隙和软化灶
6. Hanchinski 缺血评分量表	低于 4 分	高于 7 分

（二）预防与治疗

对 VD 危险因素的预防和治疗可减少 VD 的发病率。具体参照神经病学相关内容，治疗能防止 VD 患者病情继续恶化，有时可改善部分患者的病情。

目前还没有特效药治疗 VD。可给予药物如胆碱酯酶抑制剂、血管舒张剂（如二氢麦角碱）、长春西汀、脑代谢药、银杏叶制剂、神经保护剂、钙通道阻滞剂（如尼莫地平），但疗效不甚肯定。对伴发精神症状和行为障碍者应给予相应的治疗。

三、癫痫性精神障碍

（一）临床表现

1. 发作前精神障碍表现　为先兆和（或）前驱症状。

先兆是一种部分发作，在癫痫发作前出现。通常只有数秒，很少超过 1 分钟。不同部位的发作会有不同的表现，但同一患者每次发作前的先兆往往相同。

前驱症状是指在癫痫发作前数小时至数天出现的精神异常，表现为易激惹、紧张、失眠、坐立不安，甚至抑郁。随癫痫发作而终止。

2. 发作时精神障碍　主要是精神运动性发作。

（1）自动症：发作时突然目瞪口呆，意识模糊，无意识地重复动作如咀嚼、咂嘴等，偶可完成较复杂的技术性工作。事后患者对这段时间发生的事情完全遗忘。

（2）神游症：意识障碍程度较轻，异常行为较为复杂，对周围环境有一定感知能力，也能做出相应的反应。表现为无目的地外出漫游，患者可出远门，也能从事协调的活动，如购物、简单交谈。发作后遗忘或回忆困难。

（3）蒙眬状态：表现为意识障碍，伴情感和感知觉障碍，如恐怖、愤怒等，也可表现为情感淡漠、思维及动作迟缓等。

3. 发作后精神障碍　可出现自动症、蒙眬状态，或产生短暂的偏执、幻觉等症状，通常持续数分钟至数小时不等。

4. 发作间精神障碍　人格改变较为常见，以左颞叶病灶和大发作的患者较多见。与脑器质性损害、癫痫发作类型、长期使用抗癫痫药、社会心理因素及患者原有人格特征等因素有关。表现为人际关系紧张、敏感多疑、思维黏滞等。

少数癫痫患者会出现记忆减退、注意困难和判断能力下降，可伴有行为障碍。可有类精神分裂样症状或以焦虑为主的情感症状等。

（二）诊断和治疗

诊断：依靠病史、躯体和神经系统与脑电图检查可以确诊。必要时可做脑部 CT、MRI 及 SPECT 等检查。

癫痫性精神障碍的治疗，在治疗癫痫的基础上根据精神症状选用药物，注意选择致癫痫作用较弱的药物。

四、HIV 感染所致精神障碍

HIV 能直接侵犯中枢神经系统，导致 HIV 脑病，HIV 感染者易出现各种精神障碍，分为原发性或继发性。原发性是由于 HIV 直接侵犯中枢神经系统或 HIV 破坏免疫系统所致；继发性是由机会性感染、肿瘤、HIV 感染导致的脑血管疾病和药物治疗的副作用等引起。主要有以下表现：

1. HIV 痴呆　HIV 感染所致精神障碍的核心症状。根据患者日常生活能力受损的程度，将 HIV 痴呆分为轻度、中度、重度三类。轻度患者仅存在轻微认知功能障碍，表现为注意力集中困难、反应迟缓，但日常生活功能并无严重损害。典型的痴呆症状常出现在中晚期，以皮层下痴呆为主要表现。在疾病晚期，可出现典型的皮质症状，如失语症和失用症，可伴发运动迟缓、笨拙和步态不稳。

HIV 患者中 10%～20% 可伴有 HIV 痴呆。HIV 感染伴发痴呆是预后差的标志，50%～75% 的患者在伴发痴呆的 6 个月内死亡。

2. 谵妄　由于脑部 HIV 感染、治疗艾滋病的药物及继发性感染等所致。

3. 其他　表现为焦虑、抑郁，甚至自杀行为，也可有躁狂样或类分裂样症状。晚期出现严重的精神运动性抑制，由语速慢、言语单调逐步发展为言语能力完全丧失。患者卧床不起，最终死于衰竭或感染。

对于 HIV 痴呆，临床上可使用抗反转录病毒药物如齐多夫定，能改善 HIV 感染所致的各种神经精神症状。伴精神症状者可给予对症处理。

 本章小结

　　脑器质性精神障碍是指由于脑部疾病引起的精神障碍，包括脑变性疾病、脑血管病变、颅内感染、颅脑外伤、颅内肿瘤、癫痫、HIV 感染等所致精神障碍。脑器质性精神障碍常见的临床综合征有谵妄、痴呆、遗忘综合征等。阿尔茨海默病是引起老年期痴呆最常见的原发病。阿尔茨海默病首发及最明显的症状是近记忆障碍，伴痴呆、人格改变、妄想、幻觉、本能活动亢进，还有记忆力、思考能力及认知功能逐渐受损等。血管性痴呆是指由于脑血管病变导致的痴呆，认知功能缺损较局限，记忆缺损不明显，可伴抑郁、情绪不稳和情感失控等症状，体格检查可有局灶性神经系统症状和体征。

（周云燕）

 目标测试

A1 型题

1. 老年期痴呆最常见的原发病是
   A. 阿尔茨海默病
   B. 血管性痴呆
   C. 颅内感染
   D. 脑肿瘤
   E. 癫痫

2. 遗忘综合征最常见的病因是
   A. 一氧化碳中毒
   B. 酒精滥用导致维生素 B_1（硫胺素）缺乏
   C. 脑炎
   D. 脑血管性疾病
   E. 脑肿瘤

3. 颅内肿瘤所致的精神症状中最常见的是
   A. 幻觉
   B. 妄想
   C. 记忆障碍
   D. 智能障碍
   E. 癫痫

4. 痴呆患者必有且最早出现的症状是
   A. 人格改变
   B. 易激惹
   C. 定向障碍
   D. 思维贫乏
   E. 记忆减退

5. 阿尔茨海默病首发及最明显的症状是
    A. 远记忆障碍   B. 近记忆障碍   C. 定向障碍
    D. 思维迟缓   E. 人格改变
6. HIV感染所致精神障碍的核心症状是
    A. 抑郁   B. 谵妄   C. HIV痴呆
    D. 幻觉   E. 妄想
7. 下列哪一个是病毒性脑炎患者最常见的精神障碍症状
    A. 言语减少   B. 意识障碍   C. 智能障碍
    D. 木僵   E. 妄想

第五章 精神活性物质所致精神障碍

 学习目标

1. 掌握：精神活性物质、依赖、耐受性、滥用、戒断状态的基本概念；阿片类物质所致精神障碍。
2. 熟悉：精神活性物质的分类；酒精所致精神障碍。
3. 了解：精神活性物质滥用的相关因素。

第一节 概　述

 病例

　　小朱，男，22岁。三年前在网吧打游戏时，网友介绍他服用一种名叫"复方磷酸可待因"的止咳药水，说喝了之后打游戏更有乐趣。小朱喝了后感觉精力特别旺盛，打游戏赢得更多了，此后他每天打游戏时都喝这种止咳药水。刚开始一日只喝一瓶，之后逐渐加量。3年来，药量已增至一日十几瓶。只要少喝，就出现烦躁、全身起鸡皮疙瘩、流涕、疼痛、乏力等不适。自己收入不够买止咳药水时，便到处借钱，累计负债一百多万，为此家人强行将其送至戒毒所。

　　请问：1. 为什么这种止咳药水会让人成瘾？

　　　　　2. 这种止咳药水对人体有什么危害？

一、基本概念

（一）精神活性物质

　　精神活性物质是指能够影响人的心境、情绪、行为，改变意识状态，并可致依赖作用的一类化学物质。

　　毒品是社会学概念，指具有很强成瘾性并在社会上禁止使用的化学物质。我国的毒品主要指阿片类、可卡因、大麻、苯丙胺类兴奋剂等。

 考点提示

　　精神活性物质、依赖、耐受性、滥用、戒断状态的基本概念

（二）依赖

依赖是指机体对药物的强烈渴求，以谋求获得特殊的快感及避免断药后产生痛苦为特点的病理状态。

（三）滥用

滥用是指反复使用某些具有依赖性的药物，以致危害躯体、心理健康，甚至导致违法犯罪和欺诈。但滥用者没有耐受性增加或戒断症状。

（四）耐受性

耐受性是指重复使用药物后，必须增加剂量方能获得与用药初期相同的效果。

（五）戒断状态

戒断状态是指停止或减少使用精神活性物质的剂量或使用拮抗剂后所出现的特殊心理生理症状群。

二、精神活性物质的分类

根据精神活性物质的药理特性，分为：

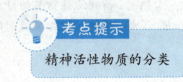

考点提示

精神活性物质的分类

1. 中枢神经系统抑制剂　抑制中枢神经系统，如巴比妥类、苯二氮䓬类、酒精等。

2. 中枢神经系统兴奋剂　兴奋中枢神经系统，如苯丙胺类、可卡因、咖啡因等。

3. 大麻　最古老的致幻剂。

4. 致幻剂　改变意识状态或感知觉，如麦角酸二乙酰胺（LSD）、仙人掌毒素、苯环利定（PCP）、氯胺酮等。

5. 阿片类　包括天然、人工合成或部分合成的阿片类物质，如海洛因、吗啡、鸦片、美沙酮、二氢埃托啡、哌替啶、丁丙诺啡等。

6. 挥发性溶剂　如丙酮等。

7. 烟草。

三、精神活性物质滥用的相关因素

（一）社会因素

包括：①易获得。②家庭因素。③同伴因素。④文化背景、社会环境等因素。

（二）心理因素

吸毒者有明显的个性问题，如反社会性、情绪易失控、冲动、追求即刻满足等。

（三）生物学因素

脑内的"犒赏系统"，遗传学因素，药物在体内代谢速度，人格特征，疾病易患性，社会文化因素等都与药物滥用有关。

第二节 常见精神活性物质所致精神障碍

一、阿片类物质

病例

小林，男，15岁。8岁时母亲病故，父亲忙于生计无暇照管他。自12岁起，小林模仿大人们抽烟，并引以为荣。在同学们面前燃起一根香烟吞云吐雾，感觉特有面子。14岁那年，小林认识了几位大哥，慢慢发现几位大哥原来是"白药仔"，大哥让小林试了一点白粉，小林上瘾后，无钱买"白粉"，小林便在大哥的指导下以赌钱谋生，也不再上学。年初，公安机关打击赌博行动中将小林抓获，小林在审讯时因毒瘾发作口吐白沫，被送强制戒毒。

请问：如何对小林进行脱毒治疗和社会心理治疗？

（一）概念

阿片类物质是指任何天然的或合成的、对机体产生类似吗啡效应的一类药物。

（二）阿片类物质的药理作用

阿片类物质作用于阿片受体，产生镇痛、镇静、抑制呼吸及咳嗽中枢的作用，刺激中脑边缘系统，产生强烈的快感，大剂量阿片类物质可导致木僵、昏迷和呼吸抑制。反复使用阿片类物质将产生耐受性，需不断加大使用剂量，否则会出现戒断症状。

（三）戒断反应

典型的戒断症状可分为两大类：①主观症状：如肌肉骨骼疼痛、腹痛、疲乏、发冷、发热、渴求药物等。②客观体征：如血压升高、脉搏增快、体温升高，鸡皮疙瘩，瞳孔扩大，流涕、流泪，震颤，腹泻，呕吐，失眠等。

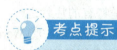

考点提示

阿片类物质的戒断反应

（四）治疗

1. 脱毒治疗

（1）替代治疗：利用与毒品具有相似作用的药物来替代，减轻戒断症状，然后逐渐减少替代药物剂量，最后停用。目前常用的药物有美沙酮和丁丙诺啡，美沙酮首日剂量为30～60mg，丁丙诺啡首次日剂量为0.9～2.1mg，根据患者的躯体反应逐渐减量，限时减完。

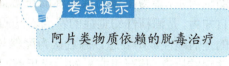

考点提示

阿片类物质依赖的脱毒治疗

（2）非替代治疗：①可乐定：为 α_2 受体激动剂，开始剂量为0.1～0.3mg，每天3次，主要用于辅助脱毒治疗。②中医疗法：中草药、针灸。③其他：如镇静催眠药、莨菪碱类。

2. 防止复吸、社会心理干预

（1）阿片类阻滞剂：α受体阻滞剂，阻滞阿片类的效应。

（2）社会心理治疗：认知行为治疗，复吸预防，群体治疗和家庭治疗等。

3. 美沙酮维持治疗 补充阿片依赖者体内内源性阿片肽量的不足，使阿片依赖者恢复其正常的生理及心理功能。虽患者处于依赖状态，但能像正常人一样生活。

二、酒精

酒精主要在肝脏代谢，长期大量饮酒增加脂肪肝、动脉硬化、酒精性肝炎、肝硬化等疾病的发病率。

（一）临床表现

1. 急性酒中毒

（1）单纯性醉酒：出现典型的中枢神经系统下行性抑制的过程。表现和发展步骤为：①额叶皮质脱抑制表现：话多、欣快、易激惹、冲动、好斗、活动增多等表现。②低级运动中枢脱抑制表现：运动不协调、步态不稳。③脑干网状系统抑制症状：意识障碍、呼吸抑制、血压不稳等。

（2）病理性醉酒：某些个体饮用常人的酒精剂量即出现中毒剂量的酒精所引起的精神障碍。主要由于个体素质、脑外伤，或同时服用精神药物等因素所致。主要表现为：意识障碍，情绪障碍（情绪不稳、易激惹），行为障碍（冲动、伤人、毁物），持续数分钟或数小时，事后不能回忆，可导致严重的伤人或自伤事件。

2. 慢性酒精中毒

（1）戒酒综合征：停酒或减少酒量6～28小时内，表现为：①轻度症状：主要是情绪障碍（烦躁、易激惹等）和睡眠障碍（失眠、睡眠节律改变等），还可出现舌震颤和四肢肌肉震颤。②中度症状：轻度症状的基础上，还可出现幻觉和妄想。幻觉以幻听为主，妄想最常见的是被害和关系妄想。③重度症状：以意识障碍为主，表现为震颤谵妄，停酒后48～96小时后发生。在意识清晰度改变的情况下，出现手、舌、面的粗大震颤，定向障碍，幻觉和妄想，同时出现癫痫发作或合并躯体症状。震颤性谵妄的死亡率为10%。

（2）精神障碍表现：长期饮酒后出现，常见的有：① Korsakoff 综合征：与酒精相关的遗忘综合征，是特有的症状之一。主要表现为近记忆障碍、虚构、定向障碍三大特征，还可有幻觉、夜间谵妄等表现。② Wernicke 脑病：维生素 B_1 缺乏所致，表现为眼球震颤、眼球不能外展和明显的意识障碍，伴定向障碍、记忆障碍、震颤谵妄等。记忆障碍恢复较困难，一部分转为柯萨可夫综合征，成为不可逆的疾病。③酒精性痴呆：长期大量饮酒后出现的持续性智力减退，表现为记忆障碍、思维障碍、人格改变，部分患者有皮质功能受损表现，如失语、失认、失用等。一般不可逆。④酒精性幻觉症：长期饮酒可出现持续的幻觉，多数以听幻觉为主，多为单调的威胁性的声音如枪声、辱骂声等。有的患者对幻觉有部分或全部的自知力，是酒精性幻觉症的特点。⑤酒精性妄想症：最典型的是病理性嫉妒妄想。患者认为配偶与多个异性关系密切，并跟踪检查，甚至用非人的手段折磨配偶，对外竭力隐瞒真相。多数长期饮酒者伴有性功能障碍。⑥酒精性人格改变：长期饮酒出现责任心下降、说谎，对酒有强烈的兴趣等。

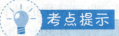

考点提示

酒精依赖患者的治疗

（二）治疗

1. 戒断症状的处理

（1）单纯戒断症状：常用苯二氮䓬类，如地西泮。

（2）震颤谵妄：镇静首选苯二氮䓬类如地西泮。控制精神症状可选用氟哌啶醇。

（3）酒精性幻觉症、妄想症：可选氟哌啶醇、奋乃静、利培酮、喹硫平等。

（4）酒精性癫痫：可选用丙戊酸类或苯巴比妥类药物。

2. 酒增敏药　戒酒硫，一次用量 0.25g，一般用 3～5 天，能抑制肝细胞乙醛脱氢酶，使酒精代谢停留在乙醛阶段。服药期间若饮酒，在酒后约 5～10 分钟之后即出现面部发热、头颈部感到强烈的搏动、呼吸困难、恶心呕吐等，使其厌恶饮酒。但少数人可出现精神错乱，休克性低血压，直立性晕厥，极度的不适，甚至死亡。因此，警告患者不要在服药期间饮酒。

3. 抗酒渴求药　常用阿片受体阻滞剂如纳曲酮，与心理治疗联合起来使用时效果更好。

4. 治疗精神障碍共病　改善精神症状将有助于酒精依赖的治疗。

 本章小结

　　精神活性物质、依赖、耐受性、滥用、戒断状态的基本概念；精神活性物质的种类包括中枢神经系统抑制剂、中枢神经系统兴奋剂、大麻、致幻剂、阿片类、挥发性溶剂、烟草。阿片类物质典型的戒断症状可分为两大类：主观症状包括肌肉骨骼疼痛、腹痛、疲乏、渴求药物等；客观体征包括血压升高、脉搏增加，鸡皮疙瘩，瞳孔扩大，流涕，震颤，腹泻等。阿片类物质所致精神障碍的治疗分急性期的脱毒治疗和脱毒后防止复吸及社会心理康复治疗。对酒精依赖患者进行治疗包括戒断症状的处理，使用酒增敏药，抗酒渴求药和治疗精神障碍共病。

（周云燕）

 目标测试

A1 型题

1. 下列哪种物质属于阿片类
　　A. 海洛因　　　　　　　B. 巴比妥类　　　　　　　C. 可卡因
　　D. 大麻　　　　　　　　E. 氯胺酮等

2. 下列哪种属于中枢神经系统兴奋剂
　　A. 海洛因　　　　　　　B. 巴比妥类　　　　　　　C. 可卡因
　　D. 大麻　　　　　　　　E. 氯胺酮等

3. 不符合酒精所致震颤谵妄的是
　　A. 突然停止饮酒后发生　　　　　B. 全身肌肉粗大震颤
　　C. 大量错觉、幻觉　　　　　　　D. 意识障碍
　　E. 思维奔逸

4. 酒精依赖者发生震颤谵妄，镇静首选
　　A. 巴比妥类　　　　　　B. 苯丙胺类　　　　　　　C. 氟哌啶醇
　　D. 苯二氮䓬类　　　　　E. 戒酒硫

5. 不属于精神活性物质的是
　　A. 尼古丁　　　　　　　B. 吗啡　　　　　　　　　C. 酒精
　　D. 氯丙嗪　　　　　　　E. 苯丙胺

第六章　精神分裂症

 学习目标

1. 掌握：精神分裂症的临床表现；精神分裂症的诊断和治疗。
2. 熟悉：精神分裂症的常见类型；精神分裂症的鉴别诊断。
3. 了解：精神分裂症的概述；精神分裂症的病因与发病机制。

第一节　概　　述

一、概述

　　精神分裂症是一组病因未明的精神障碍，常具有感知、思维、情感、行为等多方面的障碍和精神活动的不协调。本病多在青壮年起病，一般无意识障碍和智能障碍，病程多迁延，自知力不全或缺乏。成年人口的终生患病率约为 1%。男性患病率略高于女性，城市发病率高于农村。男性发病的年龄高峰期为 15～25 岁，女性稍晚。

二、病因与发病机制

　　病因与发病机制至今尚未完全阐明。可能与多种因素有关。

　　1. 遗传因素　遗传因素在精神分裂症的发病中起重要作用。调查表明精神分裂症患者近亲中的患病率要比一般人群高数倍，而且血缘关系越近，发病率越高。确切的遗传模式尚不清楚。

　　2. 神经生化因素　关于精神分裂症神经生化基础方面的研究，主要有三种假说。研究发现精神分裂症患者的中枢 DA 功能亢进、中枢谷氨酸功能不足，也可能与 5-HT 代谢障碍有关。

　　3. 心理社会因素　常见的心理社会因素包括家庭生活环境、社会阶层、移民、社会隔离与负性社会心理应激事件等。临床上发现，大多数精神分裂症患者的病前性格多表现为内向、孤僻、敏感多疑，很多患者病前 6 个月可追溯到相应的生活事件。国内调查发现，精神分裂症的发病有精神因素者占 40%～80%。

　　4. 神经发育　精神分裂症的发生可能与神经发育异常相关。

第二节　精神分裂症的临床表现及常见类型

一、临床表现

精神分裂症的临床症状复杂多样。其临床特点是精神活动分裂，具有感知、思维、情感、行为的不协调和脱离现实。按病程进展，一般分为前驱期、显症期、后期。

（一）前驱期

在精神分裂症的显著症状出现前，患者常出现一些不寻常的行为举止和态度。由于这些变化较缓慢，有时持续几个月甚至几年，因而不易引人注意，也不能被看做是病态的变化。可认为是精神分裂症患者的前驱期表现。此期常见的症状可表现为以下几方面：

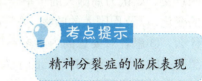

考点提示

精神分裂症的临床表现

1．性格变化　原有性格特征发生改变。对人冷淡、疏远，或沉默寡言，敏感多疑。有的患者表现为情绪波动，易激惹，无故发脾气，不能自制，可有焦虑、抑郁等情绪，生活懒散，不注意卫生。

2．语言和行为改变　可有自言、自语、自笑，有时语言和行为令人不可理解，说话漫无目的。有的患者常独自呆坐或无目的游荡。

3．其他症状　缺乏主动性，人际关系差，社交困难；注意力不集中，学习、工作能力下降；睡眠障碍。也可出现一些强迫症状，如怕脏、怕得病、怕说错话等。

（二）显症期

随着病程进展，患者逐渐出现一些典型的、突出的精神症状。精神分裂症患者显症期的表现，主要有以下症状：阳性症状、阴性症状、认知功能障碍、暴力攻击行为、自杀、焦虑抑郁及自知力缺乏。

1．阳性症状　阳性症状是指异常心理过程的出现，包括幻觉、妄想及言语行为的紊乱。

（1）幻觉：幻觉中以幻听最常见。幻听分为言语性幻听和非言语性幻听。非言语性幻听，如鸟叫、虫鸣声、音乐声或车船、机器的隆隆声。言语性幻听，如听到有人喊自己的名字，或听到来自神灵或外星人的讲话。幻听还可以思维鸣响（患者的思想能被自己的声音读出来）的方式表现出来。

常见的特征性幻听主要有：①评论性幻听：患者听到有人对自己的言行举止评头论足。②命令性幻听：患者听到有人威胁或命令自己（如不许患者吃饭或睡觉）。③争论性幻听：患者听到有两个声音在争论或议论患者。④思维鸣响：重复患者的思想，患者想什么，幻听就重复什么。如患者想喝水，马上就听到"喝水！喝水！"的声音；想去读书，马上就听到"去读书"的声音。患者的行为常受幻听影响，如与幻听进行对话、大笑、发怒、恐惧，或喃喃自语，或沉浸于幻听中，甚至服从幻听的命令做出一些危险的行为。一般来说，在意识清晰状态下出现评论性幻听、争论性幻听或命令性幻听常指向精神分裂症。

除幻听以外，患者还可出现幻视、幻嗅、幻味和幻触，其中幻视较常见，幻嗅、幻味和幻触不常见。精神分裂症幻视的形象往往逼真，大小、形状、颜色清晰可见，但内容多单调离奇，如看见半边脸、一只脚等。如果出现幻嗅、幻味和幻触，应排除是否是躯体疾病、中毒、药物滥用或脑疾病所致。

（2）妄想：妄想属于思维内容障碍，是精神分裂症最常见的症状之一。妄想具有荒谬性，患者却坚信不疑。在疾病早期，患者对自己的不合常理的观念和想法还不能确定，持疑惑的态度。随着病情的进展，患者逐渐与病态的信念融为一体，并在妄想的驱动下做出一些反常的行为。精神分裂症的妄想有三个特点：①内容离奇，逻辑荒谬，突然发生。妄想的内容与患者的生活经历、教育背景有一定程度的联系。如一位老护士认为自己在上次住院时被人注射了艾滋病病毒；一位没有文化的家庭妇女称自己丢了一条价值"5万元"的项链，是让邻居偷走送给了国家领导人。②妄想所涉及的范围有逐渐扩大和泛化趋势，或具有特殊意义。如认为周围人的一举一动都是针对、监视他，所到之处，人们都在议论他。自然界的变化，以及周围人的咳嗽、关门、下雨等，都是信号，具有特殊意义，在暗示自己将要发生什么。③患者对妄想的内容多不愿意主动暴露，并常常企图隐瞒。患者也不愿意回答与妄想有关的问题，包括对自己的亲人。

常见的妄想有：①关系妄想：患者把周围一切与其无关的现象都认为与自己有关。如某患者早上去上学突然感到班上的同学都用奇怪的眼光看着他、议论他（患者认为大家都在讨论他曾经被老师批评的事情）。②被害妄想：患者无任何根据的坚信有人迫害他，害人者开始是跟自己有矛盾的人，逐渐扩展到同事、朋友、亲人。患者在这种妄想支配下可能会出现逃避行为或不断到警察局报案。③影响妄想：患者认为自己的行动已经受到外力的干扰，甚至操纵。患者常描述自己被红外线、电磁波，或某种特殊的先进仪器控制。如一位患者描述自己的感受："我的大脑被外星人植入了芯片，他们用芯片控制了我，让我想什么我就得想什么，让我哭我就得哭。我一点自由也没有。"此外，还可见到疑病妄想、钟情妄想、宗教和躯体妄想。一个患者可以表现一种或几种妄想。

（3）言语和行为的紊乱：又称瓦解症状群，包括思维形式障碍、情感障碍、怪异行为及紧张症行为。

思维形式障碍可通过与患者交谈，或从患者的书写材料中获得。精神分裂症患者的思维形式障碍可表现为病理性赘述、思维散漫、思维破裂、词的杂拌、语词新作、模仿言语、刻板言语、重复言语、缄默症、思维中断（插入）、思维云集、思维被夺、思维贫乏、逻辑倒错性思维、象征性思维、强制性思维、强迫思维等。这些症状的具体表现和描述详见第二章第二节常见精神症状。

情感障碍主要表现为情感不协调，患者的情感表达与内心体验和外界环境不协调，如患者可以为了一点小事极端生气、高兴或焦虑。也可表现为持续的独自发笑，或表现幻想性质的狂悲狂喜、宗教性的极乐状态。还可表现为情感倒错，如患者谈到自己或家人愉快的经历时，满脸悲伤，痛哭流涕。

行为症状表现为不协调性的精神运动性兴奋。可表现为杂乱无章、单调重复、缺乏动机和目的性的行为。可以是涉及躯体和四肢的粗大动作或单个肢体的细微运动，也可表现为仪式化的行为（作态），但别人无法理解。有的患者出现扮鬼脸、幼稚愚蠢的笑、脱衣服等怪异行为；有的患者表现为模仿动作、刻板动作、强迫动作；有的患者表现出违拗、紧张性木僵或紧张性兴奋；有的患者出现意向倒错，吃一些正常人不能吃的东西或伤害自己的身体。发病年龄早，而且以行为紊乱症状为主要表现的患者常与明显的思维障碍有关，也常提示严重的社会功能损害和恶化性的病程。

2. 阴性症状　阴性症状是指患者某些正常心理功能的缺失，包括情感、社交及认知方面的缺陷。主要包括意志减退、快感缺乏、思维贫乏、情感淡漠、社交退缩等。

（1）意志减退：患者的意志活动和动机减退或丧失，缺乏应有的积极性和主动性。轻者能维持基本的生活要求，但安于现状，对自己的前途不关心、懒于料理个人卫生。严重者终日呆坐或卧床，活动减少，孤僻离群，不与人来往，行为被动，个人生活不能自理，本能欲望缺乏。

（2）快感缺乏：患者表现为持续存在的，不能从日常活动中发现和获得愉快感，尤其对即将参与的活动缺乏期待性的愉悦感。这种快感的缺乏会降低患者参与活动的动机。

（3）思维贫乏：表现为语言交流减少。患者感觉自己的头脑一片空白，没有什么思想，或沉默寡言，谈话的内容单调或词穷句短，常用简短的词句回答。严重者几乎没有自发言语。精神分裂症青春型可表现为语量减少，内容空洞、单调、缺乏意义（瓦解症状）。

（4）情感淡漠：精神分裂症特征性的阴性症状之一。患者缺乏细致的情感，不能理解和识别别人的情感表露，以及不能正确地表达自己的情感。患者表现为对周围的人冷漠，对外界事物情感反应迟钝，兴趣、爱好减少。随着疾病的进展，患者的情感体验越来越贫乏，对外界一切刺激无反应，甚至对一些使人产生极大痛苦的事件也表现得冷漠无情。男性患者，起病年龄早，病前功能不良者多见。

（5）社交退缩：患者参与社交活动被动，社交兴趣减退或缺乏。表现为社会活动减少，与家人、亲友交往减少，体会不到亲情和友情，不主动参与社交活动。患者不能从社交中获得大多数人所体验到的愉快感，患者的社交驱动力降低。患者常诉说不需要花太多时间和别人在一起，更喜欢独处。

3. 认知功能缺陷　精神分裂症患者意识清楚，记忆和智能没有明显障碍，对时间、地点、人物和空间大多数能正确定位。慢性衰退者，由于缺乏社会交流和接受新知识的能力，可有智能减退。近年来的研究表明，精神分裂症患者可有较高级的认知功能缺陷，包括注意力、操作记忆、抽象化及创造能力等。这些认知缺陷使精神分裂症患者在维持工作和日常活动方面表现出严重的障碍。也有不少研究认为，认知障碍是精神分裂症的核心缺陷。

4. 焦虑抑郁　多数精神分裂症患者在病程中会出现明显的焦虑或抑郁情绪，这种焦虑抑郁情绪可能是疾病的表现，也可能是继发于疾病的影响，抗精神病药物的不良反应或患者对精神病态的认识和担心。一般来说，以阴性症状为主要表现的患者，由于情感淡漠明显，较少出现焦虑抑郁情绪。焦虑抑郁情绪的出现，提示患者发生自杀行为和物质滥用的可能性增加，需要特别注意。

5. 激越症状　主要表现为攻击暴力和自杀。

（1）攻击暴力：部分精神分裂症患者可表现激越，难以控制的冲动及社交敏感性降低，严重者可出现冲动攻击和暴力行为。精神分裂症患者发生冲动攻击和暴力行为的可能性比正常人大。既往有过攻击史、暴力行为的患者，在幻觉和妄想的驱使下，更容易发生严重凶杀行为。暴力攻击行为的高危因素包括：患者男性、病前存在品行障碍、反社会型人格特征、共患物质滥用及受幻觉妄想的支配等。

（2）自杀：精神分裂患者自杀最可能的原因是抑郁，常见的诱发因素包括虚无妄想、命令性幻听、逃避精神痛苦等。20%～40%的精神分裂症患者有自杀企图。自杀行为多在疾病早期，在患者刚入院或出院不久时发生。

6. 自知力缺乏　患者常对自身疾病的病情和严重程度缺乏自知。由于自知力的缺乏，精神分裂症患者的治疗依从性差，不愿就医、服药，与护士不配合。因此，将自知力的恢复程度作为评估疗效的一个重要指标。

（三）后期

经治疗，部分精神分裂症患者可达到临床治愈；部分患者残留症状；部分患者病情迁延，社会功能严重受损，以衰退为转归。

 知识链接

影响精神分裂症患者预后的因素

大多数研究认为：女性，文化程度高，已婚；病前性格开朗、人际关系好，病前职业功能水平高；初发年龄较大，急性或亚急性起病，以阳性症状为主，临床表现中情感症状成分较多；治疗及时、系统，维持服药依从性好；家庭社会支持多，家庭情感表达适度。

以上诸多因素常提示结局良好。反之，结局不良。

二、常见类型

根据患者的临床特点可分为若干类型。临床分型可指导临床药物的选择和患者的预后估计。

 考点提示

精神分裂症的临床分型

（一）偏执型

 病例

患者，男，38岁，已婚，工程师。因怀疑被迫害半年入院。病前性格内向，敏感多疑。平素健康，无重病史。母亲患精神疾病已有20年。半年前患者在单位曾因学术问题与单位领导发生过争论，此后出现失眠、少食，怀疑该领导存心与其作对。每次在单位进餐后均有头昏、恶心，怀疑是这位领导在食物中放毒了。近1个月，怀疑该领导用"红外线"控制其思想和行为，听到"红外线"与他对话，评论他"老实，知识丰富"，命令他"不许反抗"。走在街上发觉"处处有人跟踪"。终日忧心，同事劝慰则更反感。因此，到处求医。认为自己的身体已被搞垮。近日连续写控告信，并去公安局要求保护。

请问：该患者出现了哪些精神症状？

偏执型是精神分裂症最常见的类型。临床表现突出一个"疑"字。多在青壮年、中年发病，起病较缓慢，以妄想为主。刚起病时多表现为敏感多疑，在多疑的基础上，出现妄想。妄想内容以关系妄想、被害妄想、影响妄想和夸大妄想最多见。妄想的范围随病情的进展常逐步扩大、泛化，逐渐出现幻觉，幻觉内容常与妄想内容相一致（以幻听多见）。幻觉内容荒谬、脱离现实。患者的情感、言语和意志行为受妄想支配，可出现行为孤僻，不愿与外界接触，闭门不出。此型患者人格变化轻微，能保持一定的工作能力。自发缓解者少见，尽早治疗，预后较好。

（二）青春型

 病例

黄某，女，17岁，高中生。精神行为异常3个月。病前性格：内向、孤僻。无恋爱史。3个月前无明显诱因出现失眠、注意力不集中，学习成绩下降。2个月前发展到不去读书，在街上闲逛。1个月前出现自言自语、哭笑无常，甚至半夜高歌、赤身裸体，有时言语粗鲁，扮丑脸，做怪动作，有时头插鲜花，痴笑，甚至将家中玻璃窗打碎，喝痰盂中的小便等。体格检查未发现异常。精神检查：意识清晰，定向力好，蓬头垢面，不断傻笑。有时又歌又舞，歌曲内容支离破碎，舞步杂乱无章。言语散乱，如"今天的甜蜜，我要传给下一代，黄岩蜜橘就是炎皇子孙，皇帝走的时候，把我当熊猫一样抬到日本。"无自知力。

　　请问：1. 该患者出现了哪些精神症状？
　　　　　2. 患者可能的疾病诊断是什么？属于哪种临床类型？

青春型多于青春期急性或亚急性发病，临床表现突出一个"乱"字。以思维、情感和行为的不协调为突出表现。主要表现为思维破裂，言语增多，内容荒诞离奇；情感上喜怒无常，表情做作，好扮鬼脸；行为幼稚、愚蠢，杂乱多变，常有兴奋冲动行为。患者的本能活动如食欲、性欲亢进，可出现意向倒错，如吃脏东西、吃大小便等。部分患者可伴有幻觉、妄想，妄想片段且荒谬。此型病情进展快，可自发缓解，但易复发。抗精神病药物系统治疗和维持服药者，预后较好。

（三）紧张型

紧张型患者较少见。青壮年多见，常急性发作性起病。临床表现突出一个"僵"字，以紧张综合征为主要表现。紧张性木僵和紧张性兴奋常交替出现，临床上以紧张性木僵多见。

紧张性木僵：突出的表现是运动性抑制。轻者动作缓慢，少语少动或长期保持一个姿势不动（亚木僵），重者终日卧床，不语、不动，对周围刺激无反应，唾液留在口中不咽、不吐，任其从嘴角流下。患者肌张力高，可出现蜡样屈曲（将患者的肢体任意摆布，患者可长时间保持所摆布的体位），有时可见空气枕头（如将患者的枕头抽走，患者可保持头部的姿势不变，头部与枕头间仍间隔一段距离），有时可出现主动违拗、模仿言语和模仿动作。患者意识清晰，能感知周围事物，病后能回忆。木僵状态常持续数周至数月。偶尔伴有幻觉和妄想。

紧张性兴奋：以突然发生的运动性兴奋为特点。具体表现为患者突然发生不可理解的冲动行为，言语内容单调刻板，行为无目的性，可出现伤人、毁物行为。可持续数小时、数日或数周，自发缓解或转入木僵状态。

此型积极治疗效果较好，较少出现精神衰退，预后较好。

（四）单纯型

单纯型少见。常见于青少年，起病缓慢。临床表现突出一个"懒"字。以孤僻懒散、情感淡漠、思维贫乏、意志减退及社交退缩等阴性症状为主要表现，极少出现幻觉、妄想。表现为逐渐加重的孤僻离群，生活懒散，缺乏进取心，对工作学习的兴趣减少，本能欲望不足。情感淡漠，不关心亲友，对刺激缺乏相应的情感反应。此型患者早期常不被注意，被认为是"性格内向"、"没有上进心"或"经历挫折后意志消沉"等。往往经过数年发展，病情比较严重时才被发现，此时患者的阴性症状已非常明显。可出现精神衰退，不易自动缓解，治疗效果差。

（五）未分化型

表现符合精神分裂症的诊断标准，阳性症状明显，又无法归入上述临床分型中的任一类型,可归入"未分化型"。

(六)残留型

既往表现符合精神分裂症的诊断标准,至少2年内一直未完全缓解。目前病情虽有好转,但残留个别阳性症状或阴性症状。

(七)精神分裂症后抑郁

部分患者症状基本控制或病情基本缓解后,出现抑郁状态,称为精神分裂症后抑郁。抑郁既可以是疾病本身症状的组成部分,也可以是患者在症状控制后出现的心理反应,也可能因抗精神病药物治疗所引起。由于存在自杀的危险性,应予重视。

第三节 精神分裂症的诊断与鉴别诊断

一、诊断

精神分裂症的诊断应结合病史、临床特点、病程、体格检查、实验室检查以及相应量表等,典型病例一般不难诊断。下面介绍 ICD-10 精神分裂症的诊断标准。

1. 症状学标准 确实存在属于下述①到④中至少一个(如不甚明确常需两个或多个症状)或⑤到⑧中来自至少两组症状群中的十分明确的症状。

(1)思维鸣响,思维插入或思维被撤走以及思维被广播。

(2)明确涉及躯体或四肢运动,或特殊思维、行动或感觉的被影响、被控制或被动妄想;妄想性知觉。

(3)对患者的行为进行跟踪性评论,或彼此对患者加以讨论的幻听,或来源于身体一部分的其他类型的听幻觉。

(4)与文化不相称且根本不可能的其他类型的持续性妄想,如具有某种宗教或政治身份,或超人的力量和能力(例如能控制天气或与另一世界的外来者进行交流)。

(5)伴有转瞬即逝的或未充分形成的无明显情感内容的妄想,或伴有持久的超价观念,或连续数周或数月每日均出现的任何感官的幻觉。

(6)联想断裂或无关的插入语,导致言语不连贯,或不中肯或词语新作。

(7)紧张性行为,如兴奋、摆姿势,或蜡样屈曲、违拗、缄默及木僵。

(8)阴性症状,如显著的情感淡漠、言语贫乏、情感反应迟钝或不协调,常导致社会退缩及社会功能的下降,但必须澄清这些症状并非由抑郁障碍或神经阻滞剂治疗所致。

(9)个人行为的某些方面发生显著而持久的总体性质的改变,表现为丧失兴趣,无目的,懒散,自我专注及社会退缩。

2. 严重程度标准 在自知力丧失或不完整的情况下,有以下情况之一:①社会功能明显受损。②现实检验能力受损。③无法与患者进行有效的交谈。

3. 病程标准 符合上述症状学和严重程度标准,精神障碍的病期至少持续1个月。

4. 排除标准 排除脑器质性精神障碍、躯体疾病所致精神障碍、精神活性物质所致精神障碍等。

符合上述诊断标准,但病程不足1个月的情况(无论是否经过治疗)应首先诊断为精神分裂症样障碍。

二、鉴别诊断

在精神科临床上，典型精神分裂症的病例，按操作性诊断标准，诊断并不困难。临床上常需与以下疾病鉴别：

1. 神经症性障碍　部分精神分裂症患者，尤其是疾病早期，常出现焦虑抑郁、神经衰弱和强迫障碍的症状。鉴别要点：神经症性障碍的患者自知力充分，有主动求治的愿望，情感反应强烈，而精神分裂症患者早期虽可有自知力，但迫切求治愿望不强烈，情感反应也不强烈。精神分裂症患者的强迫症状内容具有离奇、荒谬、多变和不可理解的特点，摆脱的愿望不强烈，痛苦体验不深刻。仔细询问病史和检查，可发现精神分裂症的某些症状，如情感淡漠、行为孤僻及退缩等。

2. 躯体疾病、脑器质性精神障碍　理论上讲，凡能引起大脑功能异常的疾病均可能出现精神症状。不过这类疾病有以下共同特点，可与精神分裂症相鉴别：患者多在意识障碍的背景上出现，幻觉常以幻视为主，较少有精神分裂症的"特征性"症状；脑器质性病变与精神症状的出现，在时间上密切相关；体格检查可见神经系统阳性体征；实验室检查、脑电图或脑影像学检查常可找到相关的证据。

3. 心境障碍　紧张性木僵需与抑郁障碍木僵鉴别。抑郁障碍患者反应迟滞，行为动作减少，严重时可达亚木僵或木僵的程度。此时患者表现与精神分裂症紧张型十分相似，但两者有本质的不同。抑郁障碍患者的表情动作虽缓慢，但眼神常流露出忧心忡忡和欲语却难以言表的表情，患者的情感不淡漠，与周围仍有情感上的交流。而紧张性木僵的患者不管你做多大的努力，均不能引起患者相应的应答和情绪反应，患者的情感淡漠，与周围环境协调性较差。

部分起病较急的精神分裂症患者，可表现为兴奋躁动、行为动作增多，需与躁狂障碍患者相鉴别。躁狂障碍患者情感高涨、活跃、生动，有一定感染力，其情感表现与思维内容一致，与外部环境协调，与周围人保持情感上的交流。躁狂障碍患者常主动接触他人，情绪变化与外部刺激反应一致。而精神分裂症患者为不协调的精神运动性兴奋，虽然行为动作增多，但情绪并不高涨，表情常呆板、淡漠，动作单调而杂乱，情感变化与外部刺激不协调，且有精神分裂症的其他症状。

4. 妄想性精神障碍　此类患者病前具有特殊的性格缺陷，妄想结构严密系统，妄想内容有一定的事实依据，患者的行为和情感反应与妄想症状一致，思维具有条理性和逻辑性，无智能和人格衰退，一般没有幻觉。而精神分裂症偏执型的妄想内容常离奇、荒谬、令人难以理解，常伴有幻觉。随着病情的进展，常有精神或人格衰退。

5. 人格障碍　某些精神分裂症患者表现为假性病态人格，特别是青少年起病，病情进展缓慢者，易误诊为人格障碍。鉴别要点是：详细询问病史，从儿童时期开始追溯，了解患者的生活及学习经历，在家庭、学校、社会各方面的表现及个性发展经过。病态人格是一个固定的情绪、行为模式，一般无精神病性症状。而精神分裂症病前后有明显的转变，情感和行为有质的异常，且具有某些重性精神病性症状。

6. 药物或精神活性物质所致精神障碍　某些精神活性物质的滥用（如阿片类、酒精等）及临床治疗药物（如激素类、抗帕金森病药等）的使用可导致精神症状的出现。鉴别时考虑：是否有明确的用药史，精神症状的出现与药物使用在时间上是否吻合，用药前患者精神状况是否正常，症状表现是否符合不同种类药物所致精神障碍（如意识障碍、幻视等）的特点。

精神分裂症患者的病程与结局

世界卫生组织将精神分裂症的病程归纳为以下几种：①单次发作,完全持久的缓解。②单次发作,不完全缓解。③2次或多次发作,间歇期完全或基本正常。④2次或多次发作,间歇期残留部分症状。⑤首次发作后即表现为持续的精神病态(无缓解期)。精神分裂症患者的结局大致有以下5种形式：①完全持久的恢复正常。②病情多次复发,间歇期正常或基本正常。③社会性缓解伴人格缺损,可自我照顾或需督促。④维持在慢性状态。⑤逐渐衰退。

第四节 精神分裂症的治疗与预防

一、治疗

不管是首次发作,或是复发的精神分裂症患者,治疗的首选措施都是进行抗精神病药物治疗。同时,结合心理治疗、工娱治疗和技巧训练。主要目的是减少复发,提高患者的生活质量和社会适应能力,使患者尽早回归社会。对于部分药物治疗效果不佳和(或)攻击冲动、频繁自杀、木僵、违拗的患者,急性治疗期可单独采用或合用电抽搐治疗。

(一)药物治疗

1. 用药原则 药物治疗应系统而规范,强调早期、足量、足疗程,一般单一用药,遵循个体化用药的原则。药物的选择应根据患者对药物的依从性、个体对药物的反应、副作用的大小、长期治疗计划及年龄与性别及经济状况等而定。治疗应从小剂量开始,逐渐加到有效推荐剂量,药物剂量增加速度视药物特性及患者特质而定,维持剂量可酌情减少,通常为巩固治疗期间剂量的1/2～2/3(要个体化),但减药宜慎、宜缓。一般情况下不能突然停药。

2. 常用药物 目前国内以非典型抗精神病药物如利培酮、奥氮平、喹硫平等作为一线药物选用,而典型的抗精神病药物如氯丙嗪、奋乃静、舒必利在部分地区仍广为使用。以下介绍几种治疗精神分裂症的常用药物：

(1)利培酮：第二代抗精神病药物。对5-羟色胺受体和多巴胺受体均有拮抗作用。除对精神分裂症的妄想等阳性症状有效外,也能改善阴性症状。此药锥体外系副作用较轻,最突出的锥体外系副作用为静坐不能,可用安坦(苯海索)加以对抗。少数患者可出现月经紊乱、体重增加等情况。患者对该药耐受性和依从性较好。由1～2mg/d开始,治疗剂量为2～6mg/d。

(2)氯氮平：第二代抗精神病药物。对5-羟色胺受体和多巴胺受体均有拮抗作用。推荐用于难治性,伴自杀或无法耐受锥体外系反应的精神分裂症患者。常见的副作用为明显的抗胆碱副作用,流涎、嗜睡较为明显。特别应注意易引起粒细胞缺乏,还可导致直立性低血压、过度镇静、体重增加、心动过速、便秘等,应定期检查血象。一般起始剂量为25～50mg/d,逐渐加量,治疗剂量为300～600mg/d。

(3)奥氮平：化学结构和药理作用与氯氮平类似。奥氮平对精神分裂症的阳性、阴性症状以及一般精神病状态均有良好的疗效。主要副作用为体重增加、嗜睡及一过性的肝脏转

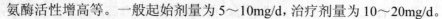

氨酶活性增高等。一般起始剂量为 5～10mg/d，治疗剂量为 10～20mg/d。

（4）阿立哌唑：一种喹诺酮衍生物，目前唯一用于临床的多巴胺 D_2 受体的部分激动剂。主要用于改善精神分裂症的阴性症状和精神运动性迟滞。常见不良反应为头痛、困倦、兴奋、焦虑、静坐不能。几乎不影响体重，极少发生锥体外系症状。成人治疗剂量为 15～30mg/d。

（5）齐拉西酮：一种苯异噻唑哌嗪抗精神病药。对 5- 羟色胺受体和多巴胺受体均有拮抗作用。此药对精神分裂症的阳性症状、阴性症状及情感症状有效。主要不良反应为嗜睡、头晕、恶心等。锥体外系反应少见。成人治疗剂量为 80～160mg/d。

（6）氯丙嗪：第一代抗精神病药物。对中枢多巴胺受体有阻断作用。氯丙嗪镇静作用强、抗兴奋和抗幻觉妄想作用明显。较易引起直立性低血压、锥体外系反应及抗胆碱能反应。成人治疗剂量为 300～400mg/d。老年人对该药耐受性较差，注意减量使用。

（7）奋乃静：第一代抗精神病药物。除镇静作用不如氯丙嗪外，其他同氯丙嗪。适用于老年、躯体情况较差的患者。成人治疗剂量为 40～60mg/d。

3．药物治疗时间　治疗程序包括急性治疗期、巩固治疗期和维持治疗期。

（1）急性治疗期：至少 6 周控制精神分裂症急性症状。

（2）巩固治疗期：急性期症状控制后，以治疗量继续治疗 3～6 个月，使病情得到进一步缓解。

（3）维持治疗期：为减少复发或症状波动，需减量维持用药。维持治疗的时间根据不同情况而定。维持治疗的时间一般在症状缓解后至少一年以上。

4．合并用药　对于持续出现躁狂状态、焦虑、抑郁和睡眠障碍的患者，即使抗精神病药物控制较好，仍需合用辅助药物。辅助药物包括情绪稳定剂、抗抑郁药、镇静催眠药等。联合用药以药理作用不尽相同、化学结构不同的药物联用较适合，达到预期目标后仍以单一用药为宜，作用机制相似的药物原则上不宜合用。如患者已接受合适的抗精神病药物（甚至包括氯氮平）和合用辅助药物（增效药物），但仍表现出持续的阳性精神病性症状，可考虑联合使用不同种类的抗精神病药物，也可单独应用电抽搐治疗。

5．安全原则　在应用抗精神病药物治疗前均应常规检查血常规、血糖、血脂、肝功能、肾功能以及评估心功能。并在服药期间定期复查对比，发现问题及时分析处理。

（二）心理与社会干预

精神分裂症在药物治疗基础上，联合应用心理社会干预方法，对于防止精神分裂症的复发、降低再住院率及致残率、促进患者社会功能康复具有一定的效果。常用的心理与社会干预措施如下：

1．社会技能训练　技能训练涉及的内容较广，包括人际技能训练、学习技能训练、工作技能训练、生活技能训练等。这些工作的内容复杂，花费时间较长，可以用各种方式训练患者的这些技能，提高患者的社会适应能力。部分专科医院实施了工娱治疗，使技能训练具备较好的系统性和完整性。

2．家庭治疗　对于患者来说，减少家庭不良应激以及培养患者和家庭共同治疗的方法，在疾病各个阶段都非常重要。家庭治疗主要包括心理教育、行为问题的解决、家庭支持及危机处理措施等内容。

（1）心理教育：目的是提高患者及其家庭成员对疾病的理解。具体内容包括向家庭成员讲解精神分裂症的疾病特点、治疗的基本知识、正确对待患者的态度、如何给患者提供支持及如何解决家庭矛盾与冲突。

（2）家庭危机干预：目的在于教会患者及其家庭成员应对应激的方法。要求家庭能做到：接受患者精神症状的存在，确认患者诱发急性发作的应激源，避免下一次急性发作的诱发因素，提供避免或降低疾病发作的对策。

（3）以家庭为基础的行为治疗：指导家庭成员正确与患者相处。通过各种方式解决日常生活中遇到的难题，强化与保持患者所取得的进步等。

3. 社区服务　20世纪70年代，西方国家所倡导的非住院化运动，经过几十年的临床应用而发展出了针对精神障碍患者（尤其是精神分裂症患者）的一种新的社区服务模式：个案管理。个案管理强调，每一个患者都有一个负责联络的个案管理者，由个案管理者负责督促与协调治疗小组对个体化治疗方案的执行，整个治疗过程均在社区中完成。其最终目的是提高患者在社区中的适应和生存能力，促进患者的全面康复。以个案管理为基础的主动性社区治理和职业康复为多数国家所推崇。我国社区为慢性精神分裂症患者建立监护制度，建立开放性、综合性的康复机构，为慢性精神病患者进行防治康复取得了初步效果。

二、预防

精神分裂症患者病程迁延，病情易复发。已确诊的患者，应做到早发现、早治疗和预防复发。可在社区建立精神病防治机构，在群众中普及精神病防治知识，消除对精神障碍者的歧视及不正确的看法，使患者能早发现和早期得到治疗。在返回社会后，动员家庭和社会力量，为患者的康复创造条件。

遗传因素是精神分裂症发病的因素之一，建议处于生育年龄的患者在精神症状明显时，不宜生育子女。

精神分裂症不仅跟遗传因素有关，还与环境中生物学和社会心理因素有关。母孕期病毒感染、围生期的并发症、外伤以及社会心理应激事件都有可能引发精神分裂症。因此，高危人群的家庭，应注意母孕期与分娩期的保健，以及为子女创造一个良好的成长发育环境。

本章小结

　　精神分裂症是一种常见的病因未明的精神病。患者常具有感知、思维、情感、行为等多方面的障碍和精神活动不协调。常见的临床类型有偏执型、紧张型、青春型和紧张型。诊断精神分裂症主要依靠病史、临床特征和精神检查。目前治疗精神分裂症主要以非经典抗精神病药物为主，辅以心理、社会治疗。

（吴　婷）

目标测试

A1型题

1. 在精神分裂症病因学研究中，目前最重要的因素是
　　A. 遗传因素　　　　　　B. 环境因素　　　　　　C. 精神因素
　　D. 性格因素　　　　　　E. 心理因素

2. 精神分裂症的特征性症状

    A. 失眠   B. 注意力不集中

    C. 意识范围缩小   D. 被洞悉感

    E. 遗忘

3. 有关精神分裂症,下述错误的是

    A. 多起病于青壮年   B. 常缓慢起病,病程多迁延

    C. 具有思维、意识等多方面障碍   D. 在重性精神障碍中患病率最高

    E. 自知力缺乏

4. 精神分裂症各种类型中,治疗效果最差的是

    A. 单纯型   B. 青春型   C. 紧张型

    D. 偏执型   E. 紧张型木僵

5. 精神分裂症的治疗首选

    A. 心理治疗   B. 精神药物治疗

    C. 电抽搐治疗   D. 手术治疗

    E. 家庭治疗

6. 治疗精神分裂症的抗精神病药的用药原则是

    A. 开始剂量要大,症状缓解后即停药

    B. 持续,长期,使用小剂量

    C. 间断服药

    D. 按需要不定期服药

    E. 小剂量开始,渐增到治疗量,缓解后,继续使用小剂量

A2 型题

7. 李先生,23 岁。六月前起病,常自言自语,说自己是神仙,是伟人,对异性有非分之想,攻击亲人。精神检查:意识清晰,思维破裂,内容离奇,认为有人要杀他,有一台仪器在控制他的大脑,使大脑在不停地转。躯体及神经系统检查未见异常。患者最可能的诊断是

    A. 躁狂障碍   B. 抑郁性障碍

    C. 精神分裂症   D. 心因性精神障碍

    E. 神经症性障碍

8. 王女士,28 岁。6 年前发病,说有人要害她,常莫名发笑,好追求异性,有时打人、摔东西。精神检查:意识清晰,思维松弛,兴奋多语,可引出被害妄想及非系统性妄想,欣快,主动接触异性,活动增多而无目的性。躯体及神经系统检查未见异常,医生诊断为

    A. 精神分裂症   B. 情感障碍(躁狂型)

    C. 脑器质性精神障碍   D. 人格障碍

    E. 躯体疾病所致精神障碍

A3/A4 型题

(9~10 题共用题干)

高某,男,22 岁。一年前因精神刺激表现为闷闷不乐,认为自己有罪,耳边听到说话声,内容听不清,有时侧耳倾听"地球隆隆的响声",觉得自己想的东西别人都知道,看见汽车非常恐惧,不出门,常语自笑。躯体检查均正常。精神检查:意识清晰,思维破裂,可引出被害妄想。

9. 该患者的诊断是

    A. 抑郁障碍   B. 精神分裂症偏执型

    C. 反应性精神障碍   D. 偏执性精神障碍

    E. 脑器质性精神障碍

10. 最有效的治疗是

    A. 阿米替林   B. 心理治疗   C. 利培酮

    D. 镇静剂   E. 行为矫正

第七章 心境障碍

学习目标

1. 掌握：心境障碍的临床表现及常见类型；心境障碍的诊断及治疗。
2. 熟悉：心境障碍的鉴别诊断。
3. 了解：心境障碍的病因及发病机制；心境障碍的预防。

第一节 概　述

病例

　　小陈，女，24岁，售货员。兴奋、话多与情绪低落交替发作1年，以兴奋、话多加重10天就诊。1年前无明显诱因出现兴奋、话多，常向他人夸自己很漂亮，每天忙忙碌碌，彻夜不眠也不感困倦，未经治疗，1个月后病情渐自行缓解，工作、生活如常人。6个月前无原因经常闷闷不乐，整天躺在床上，母亲督促其做家务，诉说没有力气，对以前喜欢的美食没有胃口，体重下降5kg，母亲催促她梳洗上班，她说自己是世界上最笨的人，干不了这个工作。1个月后病情渐自行缓解。10天前又出现兴奋、话多等首次发作时的表现，家人送其就诊。

　　请问：1. 还要对患者收集哪方面的临床资料？
　　　　　2. 该患者初步的疾病诊断是什么？
　　　　　3. 如何进行治疗？

一、概述

　　心境障碍又称情感性精神障碍，是指由各种原因引起的以显著而持久的心境或情感改变为主要特征的一组疾病。临床特征以情感高涨或低落为主要的基本的原发的症状，常伴有相应的认知和行为改变，可有幻觉、妄想等精神病性症状。大多数患者有反复发作的倾向，间歇期精神活动基本正常，部分患者可有残留症状或转为慢性。

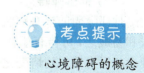

考点提示

心境障碍的概念

　　全球疾病负担、伤害及危险因素研究2010（GBD2010）的统计显示，心理疾病和物质使用障碍是全球伤残损失寿命年（YLD）的首要原因，在心理疾病和物质使用障碍所造成的伤残调整寿命年（DALY）中，抑郁障碍占 40.5%。研究表明，抑郁障碍占中国疾病负担的第二位。同时，抑郁障碍还和个体出现物质依赖、焦虑障碍等情况密切相关。

二、病因与发病机制

（一）遗传因素

与心境障碍患者有血缘关系的人群中，心境障碍的患病率是普通人群的 10～30 倍。血缘关系越近，患病率越高。

（二）神经生物学因素

心境障碍的发病与神经递质、神经内分泌功能异常、神经生理等有关，发现其神经影像学有变化。

（三）心理社会因素

常见负性生活事件，如丧偶、离婚等，可促使心境障碍的发生。另外经济状况差、社会阶层低下者易患本病。

第二节　心境障碍的临床表现及常见类型

病例

　　小王，男，18 岁。因情绪低落、悲观沮丧 2 个月入院。小王今年 8 月份得知高考落榜后，情绪低落，经常哭泣。说自己是世上最没用的人，对不起父母，生活没有任何意义。食欲减退，体重减轻 10 多斤，每天只睡 4～5 个小时。整天紧闭房门，独自卧床。父母劝其出门游玩，回答说没有力气，不愿意和任何人交谈，拒绝同学朋友的探访，不愿意离开自己的房间。今年 10 月份父母将其送至医院就诊。

　　请问：1. 该患者的初步疾病诊断是什么？

　　　　　2. 如何进行治疗？经治疗缓解后，应如何预防复发？

一、临床表现

根据 ICD-10，心境障碍可分为躁狂发作、抑郁发作、双相障碍、复发性抑郁障碍、恶劣心境等类型。双相障碍具有躁狂和抑郁交替发作的临床特征，既往称躁狂抑郁性精神病。躁狂或抑郁障碍是指仅有躁狂或抑郁发作，习惯上称为单相躁狂或单相抑郁。临床单相躁狂较少见。抑郁障碍往往指复发性抑郁障碍。

（一）抑郁障碍

抑郁障碍的核心症状包括情绪低落、兴趣缺乏、快感缺失和易疲乏，可伴有躯体不适、食欲减退、睡眠障碍及自杀观念和行为等。病情变化呈昼重夜轻特点，发作至少持续 2 周，且有不同程度的社会功能损害，或给本人造成痛苦或不良后果。抑郁可一生仅发作一次，也可反复发作。

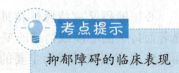

考点提示

抑郁障碍的临床表现

1. 情绪低落　患者自觉情绪低沉，闷闷不乐，愁眉苦脸，生无可恋。
2. 抑郁性认知　"三无"症状和"三自"症状。

（1）"三无"症状：指无望、无助和无用。①无望：患者对自己的现在和未来都感到没有信心，失望甚至是绝望。②无助：尽管周围的人都在给予自己关心和帮助，但患者仍感到孤立无援。③无价值：患者感到自己的存在无论对自己，对家庭还是对社会都没有任何价值。

（2）"三自"症状：指自责、自罪和自杀。①自责：患者过分地责备自己，夸大自己的错误和缺点。②自罪：患者毫无根据地认定自己有罪，应该受到相应的惩罚，可出现自虐、自伤等行为。③自杀：患者主动结束自己生命的行动。自杀行为是严重抑郁的一个标志，部分患者会出现"扩大性自杀"，患者会认为活着的亲人也非常痛苦，先杀亲人后再自杀。

3. 兴趣缺乏　患者对以前喜爱的各种活动，兴趣显著减退，甚至丧失。

4. 快感缺失　患者丧失了体验快乐的能力，不能从任何活动中获得乐趣。

5. 思维迟缓　患者思维联想速度缓慢，反应迟钝，自觉愚笨，思考问题困难。表现为主动言语减少，语速慢，应答及交流困难。

6. 意志活动减退　表现为动作缓慢，生活被动懒散，回避社交，甚至不语、不动、不食，表现为亚木僵或木僵，称"抑郁性木僵"。

7. 精神运动性改变

（1）焦虑：表现为莫名其妙地紧张、担心、坐立不安，甚至恐惧。

（2）运动性迟滞或激越：迟滞表现为活动减少、动作缓慢，木僵或亚木僵状态。激越患者烦躁不安，行为失控，甚至出现攻击行为。

8. 生物学症状

（1）睡眠障碍：最常见的是入睡困难，睡眠浅。最具特征性的是早醒，早醒后难以入睡，少数表现为睡眠过多。

（2）食欲下降、性欲减退：进食少，消瘦。少数患者为食欲增强、体重增加。部分患者性欲减退、阳痿、闭经。

（3）精力缺失：患者容易疲倦、体力下降。

（4）其他：可有各脏器躯体疼痛不适或自主神经功能失调症状等。

9. 精神病性症状　可出现幻觉、妄想，内容一般与抑郁心境相协调。部分患者在情绪低落的基础上，可出现罪恶妄想、关系妄想、被害妄想等。

儿童期和老年期抑郁障碍常不典型。儿童期抑郁障碍以持续的不愉快为主，少语、少动、迟钝、思维抑制较突出。老年期抑郁障碍，焦虑症状较突出，精神病性症状较常见。明显抑郁体验的情况下出现虚无妄想，称为 Cotard 综合征，该综合征多见于老年抑郁障碍。

（二）躁狂障碍

躁狂障碍以与处境不相称的情感高涨、思维奔逸、活动增多等"三高"症状为主要表现，也可表现为易激惹，可伴有夸大观念或妄想、冲动行为等。发作应至少持续1周，并有不同程度的社会功能损害，或给别人造成痛苦或不良后果，

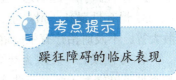

考点提示

躁狂障碍的临床表现

严重者可出现与心境协调或不协调的幻觉、妄想等精神病性症状。躁狂可一生仅发作一次，也可反复发作。

1. 情感高涨　躁狂障碍的主要的原发的基本的症状。典型表现为患者自我感觉良好，心情轻松、愉快，生活幸福、快乐，整日兴高采烈，笑逐颜开。其高涨的情感具有一定的感染力，言语诙谐风趣，易引起周围人的共鸣。部分患者可表现为易激惹，团体活动易引起冲突和分歧，动辄暴跳如雷，甚至可出现破坏及攻击行为，但持续时间较短，易转怒为喜或赔礼道歉。

2.**思维奔逸** 患者联想速度明显加快,思维内容丰富多变,自觉脑子聪明,反应敏捷。语量大、语速快,口若悬河。联想丰富,概念一个接一个地产生,或高谈阔论,信口开河,严重时可出现"音联"、"意联"或随境转移。患者讲话时眉飞色舞或手舞足蹈,常因说话过多口干舌燥,甚至声音嘶哑。

3.**意志行为增强** 患者自觉精力旺盛,能力强,活动明显增多。整日忙碌不停,但多虎头蛇尾,有始无终。有的表现为爱管闲事,爱打抱不平,爱与人开玩笑,喜接近异性,注重打扮,行为轻率或鲁莽(如挥霍、不负责任,或不计后果等),自控力差。患者无疲倦感。严重者可出现攻击和破坏行为。

4.**夸大观念及夸大妄想** 在心境高涨的背景上,常出现夸大观念(常涉及健康、容貌、能力、地位和财富等),自我评价过高,自命不凡。严重时可发展为夸大妄想,但内容多与现实接近。

5.**睡眠需求减少** 睡眠需要明显减少但无困倦感,是躁狂障碍特征之一。

6.**其他症状** 可有食欲增加、性欲亢进、交感神经兴奋症状等。多数患者缺乏自知力。

(三)双相障碍

双相障碍的临床特点是反复(至少两次)出现心境高涨、精力充沛和活动增加(躁狂或轻躁狂),或心境低落、精力减退和活动减少(抑郁)。发作间期通常完全缓解。男女发病率接近。

另有少数患者躁狂和抑郁症状同时在一次发作中混合存在,称为混合性发作。如患者一年中多次(超过4次以上)躁狂和抑郁交替发作,称为快速循环型双相障碍。

二、常见类型

(一)抑郁障碍分型

1.**轻度** 抑郁症状较轻,对生活、工作、社交影响小。

2.**中度** 抑郁症状较多,对生活、工作、社交有明显影响。

3.**重度** 几乎具有全部的抑郁症状,生活、工作、社交不正常。根据有无精神病性症状分为:①伴有精神病性症状的重度抑郁障碍。②不伴有精神病性症状的重度抑郁障碍。

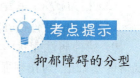
考点提示
抑郁障碍的分型

(二)躁狂障碍分型

1.**轻躁狂** 起病较缓,症状较轻,部分患者可不住院治疗。

2.**急性躁狂** 起病急,进展快,症状重,不住院治疗无法控制症状。

3.**谵妄性躁狂** 最严重。在躁狂基础上出现谵妄症状,如意识障碍、幻觉、妄想、瞳孔散大等。不及时治疗有生命危险。

4.**慢性躁狂** 表现为智力低下、情感迟钝,且症状难缓解。此类型可能继发于脑器质性疾病。

(三)双相障碍分型

1.**双相Ⅰ型** 表现为典型的躁狂后紧接着抑郁。

2.**双相Ⅱ型** 表现为反复的重症抑郁和轻躁狂。

3.**快速循环型双相障碍** 指患者1年内至少4次以上躁狂和抑郁交替发作。

考点提示
双相障碍的分型

(四)持续性心境障碍

1.**环性心境障碍** 特征是持续性心境不稳定。心境每次波动均不符合躁狂障碍或抑郁障碍的诊断标准。可一次持续数年，甚至占据个体一生中的大部分时间，不过也可有稳定数月的正常心境。

2．恶劣心境　原称抑郁性神经症，是一种以持久的心境低落状态为主的轻度抑郁，从不出现躁狂。常持续 2 年以上，期间无长时间的完全缓解，如有缓解，一般不超过 2 个月。常伴有睡眠障碍、慢性疼痛、焦虑和躯体不适感，无明显的精神运动性抑制或精神病性症状。

第三节　心境障碍的诊断与鉴别诊断

一、诊断

心境障碍的诊断主要应根据病史、临床症状、病程及体格检查和实验室检查。

（一）抑郁障碍

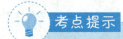

考点提示

抑郁障碍的诊断标准

1．症状学标准　以心境低落为主，并至少有下列症状中的 4 项：①对日常生活的兴趣下降或缺乏。②精力明显减退，无明显原因的持续的疲乏感。③精神运动性迟滞或激越。④自我评价过低，或自责，或有内疚感，甚至出现罪恶妄想。⑤思维困难，或自觉思考能力显著下降。⑥反复出现死亡的念头，或有自杀行为。⑦失眠，或早醒，或睡眠过多。⑧食欲缺乏，或体重明显减轻。⑨性欲明显减退。

2．严重程度标准　至少有以下情况之一：①社会功能受损。②给本人造成痛苦或不良后果。

3．病程标准　符合严重程度标准的症状至少持续 2 周。

4．排除标准　排除双相障碍及其他精神障碍所致抑郁发作，或抑郁综合征。

（二）躁狂障碍

1．症状学标准　以情绪高涨或易激惹为主，并至少有下列 3 项（若仅为易激惹，至少需 4 项）：①注意力不集中或随境转移。②语量增多。③思维奔逸（语速增快、言语急促等）、联想加快或意念飘忽的体验。④自我评价过高或夸大。⑤精力充沛、不感疲乏、活动增多、难以安静，或不断改变计划和活动。⑥鲁莽行为（如挥霍、不负责任，或不计后果的行为等）。⑦睡眠需要减少。⑧性欲亢进。

2．严重标准　严重损害社会功能，或给别人造成危险或不良后果。

3．病程标准　①符合症状学标准和严重程度标准至少已持续 1 周。②可存在某些精神分裂症症状，但不符合精神分裂症的诊断标准。若同时符合精神分裂症的症状学标准，在精神分裂症症状缓解后，满足躁狂障碍标准至少 1 周。

4．排除标准　排除器质性精神障碍，或精神活性物质和非成瘾物质所致躁狂等。

（三）双相障碍

主要依据临床表现特点进行，当患者在病程中先后出现过躁狂发作和抑郁发作，并排除其他躯体、脑器质性精神障碍、精神活性物质所致精神障碍等可以诊断。

二、鉴别诊断

1．继发性心境障碍　脑器质性疾病、躯体疾病、某些药物和精神活性物质等均可引起继发性心境障碍类躁狂发作或抑郁发作。与原发性心境障碍的鉴别要点：脑器质性疾病、躯体疾病、某些药物和精神活性物质所致精神障碍有明确的器质性疾病、某些药物或精神活性物质使用史，体格检查有阳性体征，实验室及辅助检查有相应指标改变，可出现意识障碍、遗忘综合征及智能障碍，症状随原发疾病病情的消长而波动，原发疾病好转，或在有关药物停用后，情感症状相应好转或消失，既往无躁狂或抑郁发作的疾病史。而原发性心境障碍有躁狂或抑郁发作史，一般无意识障碍、记忆障碍及智能障碍。

2. 精神分裂症　伴有精神病症状的躁狂或抑郁发作需与精神分裂症相鉴别，主要鉴别要点为：①躁狂或抑郁发作为原发症状，精神病性症状是继发的；精神分裂症以思维障碍为原发症状，而情感症状是继发的。②双相障碍患者的思维、情感和意志行为等精神活动具有协调性，而精神分裂症的精神活动是不协调的。③双相障碍呈间歇性病程，间歇期基本正常；精神分裂症多数为发作进展或持续进展病程，缓解期常有残留精神症状或人格改变。④病情、性格、家族遗传史、预后和药物治疗反应等均有助于鉴别。

第四节　心境障碍的治疗与预防

一、抑郁障碍的治疗

抑郁障碍的治疗以药物治疗为主，心理治疗为辅。特殊情况下可使用电抽搐或改良电抽搐治疗、重复经颅磁刺激治疗及脑深部电刺激等。

（一）药物治疗

以抗抑郁药物为主。抗抑郁药物能有效缓解抑郁心境及伴随的焦虑、紧张和躯体症状，在一定程度上能预防抑郁复发，但不能防止转向躁狂，甚至可能促发躁狂。当抗抑郁药物治疗中出现躁狂障碍时，即应按双相情感障碍治疗。

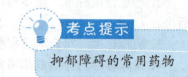

考点提示

抑郁障碍的常用药物

抗抑郁药物治疗原则：①考虑患者的症状、年龄、躯体情况、药物耐受性等，做到个体化合理用药。②小剂量开始，逐渐增量至足量足疗程（4～6周）。停药时逐渐减量，不要骤停，避免出现"撤药综合征"。③尽可能单一用药，无效可换同类另一种药物，或作用机制不同的另一类药。④向患者及家属阐明药物作用和可能发生的不良反应及处理原则，争取患者遵医嘱服药。

常用的抗抑郁药物：目前推荐 SSRIs、SNRIs、NaSSAs 为一线药物。

1. 选择性 5- 羟色胺再摄取抑制剂（SSRIs）　代表药物有氟西汀、帕罗西汀和西酞普兰。西酞普兰为 20～60mg/d，起始剂量为 20mg/d；舍曲林 50～200mg/d；氟伏沙明起始量为 50mg/d，最大剂量可至 300mg/d。以上药物一般在 2 周内显效。

不良反应：①消化系统：恶心、呕吐、腹胀等，用药早期易出现。②睡眠减少。③ 5-HT 综合征：较严重，主要表现为自主神经紊乱、肌震颤、意识障碍等，可有生命危险。

2. 5- 羟色胺和去甲肾上腺素双重再摄取抑制剂（SNRIs）　代表药物有文拉法辛，75～225mg/d。还有度洛西汀。

3. 去甲肾上腺素和特异性 5- 羟色胺能抗抑郁药（NaSSAs）　代表药物为米氮平，15～30mg/d，副作用镇静，体重增加。

4. 三环类抗抑郁药　代表药物有丙咪嗪、多塞平、氯米帕明（氯丙咪嗪）、阿米替林及地昔帕明等。阿米替林镇静作用强，主要用于严重失眠或伴有严重焦虑的抑郁患者；丙咪嗪和氯米帕明振奋作用较强，主要用于思维和行为抑制明显的患者。

三环类抗抑郁剂的治疗剂量一般为150～300mg/d，在用药过程中应注意逐步增加剂量，用至治疗剂量后，一般显效的时间为2～4周。常见不良反应为：①外周抗胆碱作用，表现为口干、便秘、尿潴留、视物模糊、直立性低血压等。②心血管方面：主要表现为心动过速、心律失常、房室传导阻滞等。③意识障碍。

5. 单胺氧化酶抑制剂（MAOIs）　代表药物有吗氯贝胺、苯乙肼。

6. 苯二氮䓬类　对于伴有严重睡眠障碍及严重焦虑的抑郁患者，合用苯二氮䓬类有利于改善症状，缓解病情。

（二）电抽搐治疗和改良电抽搐治疗

对于有严重消极自杀言行或抑郁性木僵的患者，电抽搐或改良电抽搐治疗应是首选治疗。对使用抗抑郁药物治疗无效的患者也可采用电抽搐治疗。电抽搐治疗见效快，疗效好，6～12天为一疗程。电抽搐治疗后仍需用药物维持。

（三）心理治疗

认知治疗、行为治疗、人际心理治疗、婚姻及家庭治疗等一系列的治疗技术，能帮助患者识别和改变认知歪曲，矫正患者适应不良行为，改善患者人际交往能力和心理适应功能，减轻或缓解患者的抑郁症状，纠正其不良人格，提高患者解决问题的能力和应对应激的能力，促进康复，预防复发。

（四）重复经颅磁刺激治疗

重复经颅磁刺激治疗（rTMS）的基本原理是磁场穿过皮肤、软组织和颅骨，在大脑神经中产生电流，引起神经元的去极化，从而产生生理效应的物理治疗方法。临床研究证实，rTMS对某些抑郁障碍病例疗效明确，但也有研究对此提出质疑。

（五）脑深部电刺激

脑深部电刺激（DBS）的刺激器类似于起搏器，将刺激电极植入基底神经核区、背侧丘脑或底丘脑核区等，以高频电刺激打断异常神经活动的神经外科手术疗法。

二、双相障碍的治疗

药物治疗原则：①长期治疗原则。②心境稳定剂为基础治疗原则。③联合用药治疗原则。④定期检测血药浓度原则。

（一）双相躁狂障碍的治疗

各类躁狂障碍均以药物治疗为主，特殊情况下可选用电抽搐或改良电抽搐治疗。

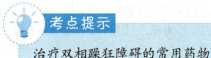

考点提示

治疗双相躁狂障碍的常用药物

1. 药物治疗　以心境稳定剂为主。

（1）锂盐：锂盐是治疗躁狂障碍的首选药物，临床上常用碳酸锂，既可用于躁狂的急性发作，也可用于缓解期的维持治疗。碳酸锂起效时间是7～10天。急性躁狂障碍时碳酸锂的治疗剂量一般为1000～2000mg/d，一般从小剂量开始，3～5天内逐渐增加至治疗剂量，分2～3次服用，宜饭后服用，以减少对胃的刺激。维持治疗剂量为500～1500mg/d。老年及体弱者，与抗精神病药合用时剂量应适当减小。

锂盐治疗剂量与中毒剂量比较接近，治疗中除密切观察病情变化和治疗反应外，应监测血锂浓度，并根据病情、治疗反应和血锂浓度调整剂量。急性治疗期血锂浓度应维持在

0.6～1.2mmol/L，维持治疗期为 0.4～0.8mmol/L，血锂浓度上限不宜超过 1.4mmol/L，老年患者血锂浓度不宜超过 1.0mmol/L，以防锂中毒。

锂中毒的先兆：表现为呕吐、腹泻、粗大震颤、抽动、呆滞、困倦、眩晕、构音不清和意识障碍等。血锂超过 1.4mmol/L 时应减量。如临床症状严重，应立即停止锂盐治疗，常饮淡盐水减少副作用。

（2）抗癫痫药：当碳酸锂治疗效果不佳或不能耐受碳酸锂时可选用此类药物。目前临床上主要使用丙戊酸盐（钠盐或镁盐）和卡马西平。丙戊酸盐成人用量可缓增至 800～1200mg/d，最高不超过 1800mg/d，维持剂量 400～600mg/d，推荐治疗血药浓度为 50～120μg/ml。卡马西平成人用量可缓增至 1000mg/d，最高 1600mg/d，维持剂量 200～600mg/d，推荐治疗血药浓度为 4～12μg/ml。

（3）抗精神病药物：对严重兴奋、激惹、攻击或伴有精神病性症状的急性躁狂患者，治疗早期可短期联用抗精神病药物。第一代抗精神病药物氟哌啶醇，可较快控制精神运动性兴奋和精神病性症状，疗效较好。尽量选择第二代抗精神病药物如喹硫平、奥氮平、氯氮平等，均能有效地控制躁狂障碍，疗效较好。

（4）苯二氮䓬类药物：常在躁狂障碍早期使用，以控制兴奋、激惹、攻击、失眠等症状。对不能耐受抗精神病药的急性躁狂患者可代替抗精神病药物与心境稳定剂合用。在心境稳定剂使用见效后即可停止使用该类药物，因其不能预防复发，长期使用可能出现药物依赖。

2. 电抽搐或改良电抽搐治疗 对急性重症躁狂障碍、极度兴奋躁动、对锂盐治疗无效或不能耐受的患者可使用电抽搐或改良电抽搐治疗，起效迅速，可单独应用或合并药物治疗，一般 8 次为一疗程。合并药物治疗的患者应适当减少药物剂量。

（二）双相抑郁障碍的治疗

1. 心境稳定剂 急性期治疗可单独使用足量锂盐。

2. 第二代抗精神病药物 喹硫平、奥氮平等。

3. 用药注意事项 ①轻中度的双相抑郁障碍患者应避免使用抗抑郁药物，单用心境稳定剂。②重度或持续的双相抑郁障碍患者在使用抗抑郁药物后至症状缓解后，应尽快撤用抗抑郁药物。

三、预防

双相障碍的患者，在过去的两年中每年均有一次以上的发作，主张长期服用锂盐预防性治疗。抑郁障碍患者，第一次发作且经药物治疗临床缓解，药物维持治疗时间为 6～12 个月，若为第二次发作，需要 3～5 年；若为第三次发作，需长期甚至终生服药。

本章小结

心境障碍的典型临床表现为抑郁障碍、躁狂障碍和双相障碍。抑郁障碍表现为情绪低落，认知症状，兴趣缺乏，快感缺失，思维迟缓，意志活动减退，精神运动性抑制或激越，生物学症状及精神病性症状等。躁狂障碍表现为情感高涨，思维奔逸，活动增多、睡眠需求减少、夸大观念等。双相障碍的临床特点是抑郁障碍和躁狂障碍交替发作。心境障碍的治疗包括药物治疗、心理治疗、电抽搐治疗等。

（周云燕）

目标测试

A1 型题

1. 临床上最常见的情感障碍是
   A. 双相Ⅰ型   B. 双相Ⅱ型   C. 抑郁障碍
   D. 环性心境障碍   E. 恶劣心境

2. 对有严重消极自杀言行或抑郁性木僵的患者,应首选
   A. 心理治疗   B. 脑深部电刺激
   C. 抗抑郁药物   D. 电抽搐或改良电抽搐治疗
   E. 心理治疗

3. 治疗躁狂障碍的首选药物是
   A. 心境稳定剂   B. 卡马西平   C. 锂盐
   D. 氟西汀   E. 丙咪嗪

4. 诊断抑郁障碍的病程标准是发作持续至少
   A. 4天   B. 1周   C. 10天
   D. 2周   E. 4周

5. 抑郁障碍最主要的表现是
   A. 思维贫乏   B. 情绪低落   C. 动作减少
   D. 沉默寡言   E. 睡眠障碍

6. 双相障碍是指患者表现为
   A. 心境高涨   B. 情绪低落   C. 精力充沛
   D. 思维奔逸   E. 抑郁与躁狂交替

7. 下列哪项不是躁狂障碍的表现
   A. 情绪高涨   B. 易激惹   C. 思维奔逸
   D. 语言、动作减少   E. 睡眠减少

第八章　神经症性障碍及分离(转换)性障碍

第一节　概　　述

神经症性障碍旧称神经症、神经官能症，是一组精神障碍的总称，主要表现为焦虑、恐惧、抑郁、强迫、疑病、分离(转换)或神经衰弱等症状。

ICD-10 和 DSM-Ⅵ分类系统中已摒弃了神经症这一术语，但 ICD-10 中应用神经症性障碍和躯体形式障碍的名称。我国的精神疾病分类体系中，仍保留了神经症这一疾病单元，只是将抑郁性神经症性障碍归类于心境障碍，而将分离(转换)性障碍单列出来。ICD-10 将神经症性障碍和躯体形式障碍分为以下几类：

F40：恐惧性焦虑障碍

F41：其他焦虑障碍

　F41.0：惊恐障碍

　F41.1：广泛性焦虑障碍

F42：强迫性障碍

F45：躯体形式障碍

　F45.0：躯体化障碍

　F45.1：未分化躯体形式障碍

　F45.2：疑病障碍

　F45.3：躯体形式自主神经紊乱

　F45.4：持续性躯体形式疼痛障碍

F48：其他神经症性障碍

　F48.0：神经衰弱

一、神经症性障碍的共同特征

不同类型的神经症性障碍,不仅临床表现不同,其病因、发病机制、病程与预后及治疗方法也不尽相同。尽管这一组精神障碍相互有不少差异,但仍有不少共同之处使其有别于其他类别的精神障碍。

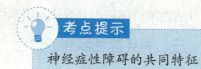

考点提示

神经症性障碍的共同特征

(一)发病与患者个性特征有关

患者个性特征在神经症性障碍的发生发展中起一定作用。神经症性障碍的患者往往病前有一定的个性特征。巴甫洛夫认为神经类型为弱型或强而不均衡型易患神经症性障碍。Eysenck 认为神经症性障碍常见于情绪不稳定和性格内向的人。因此,个性具有多愁善感、焦虑、古板、严肃、悲观、保守、敏感、孤僻的人易患神经症性障碍。

(二)发病与心理社会因素有关

心理社会应激因素与神经症性障碍的发病有关。许多研究表明,神经症性障碍患者在病前较他人遭受更多的应激性生活事件,主要以人际关系、婚姻与性关系、经济、家庭、工作等方面的问题多见。

(三)症状没有明确的器质性病变为基础

神经症性障碍被认为是一种功能性的精神障碍。目前的科学技术水平还未能在神经症性障碍患者身上发现肯定的、相应的病理生理学和组织形态学变化。

(四)一般没有明显或持续的精神病性症状

神经症性障碍患者主要表现为焦虑、抑郁、恐惧、强迫、疑病等情感症状,这些症状多是混合存在,也可单独存在。明显或持续的精神病性症状(幻觉、妄想、思维障碍、行为障碍等)罕见。

(五)社会功能相对完好

一方面,相对于重性精神障碍而言,多数神经症性障碍患者的社会功能是完好的。患者基本上生活自理,坚持学习,坚持工作,且他们的言行通常保持在社会规范所允许的范围内。另一方面,与正常人相比,神经症性障碍患者的社会功能只是相对完好,他们的学习、工作效率和适应能力均有所减退,因而需要进行治疗。

(六)自知力良好

多数神经症性障碍患者保持较好的自知力,有强烈的求治欲望。疾病的加重和病程的慢性化也可能使少数患者丧失自知力。

二、神经症性障碍的诊断

临床上凡是主动就医,以焦虑、抑郁、恐惧、强迫、疑病症状,或神经衰弱症状为主诉,或表现出多种躯体不适症状的患者,经详细的体格检查和必要的辅助检查未能发现相应的器质性病变的证据时,应想到神经症性障碍的可能。神经症性障碍诊断标准包括总标准与各亚型标准,在做出各亚型的诊断之前,任一亚型首先必须符合神经症性障碍总的标准。CCMD-3 有关神经症性障碍总的诊断标准如下:

1. 症状学标准　至少有下列 1 项:①恐惧。②强迫症状。③惊恐发作。④焦虑。⑤躯体形式症状。⑥躯体化症状。⑦疑病症状。⑧神经衰弱症状。

2. 严重标准　社会功能受损或无法摆脱的精神痛苦,积极主动求医。

3．病程标准　符合症状标准至少3个月，惊恐障碍另有规定。

4．排除标准　排除器质性精神障碍、精神活性物质与非成瘾物质所致精神障碍、各种精神病性障碍如精神分裂症与偏执性精神障碍、心境障碍等。

三、神经症性障碍的治疗

药物治疗与心理治疗的联合应用是治疗神经症性障碍的最佳方法。药物治疗对于控制神经症性障碍的症状有效，但心理治疗可能更重要，不但可缓解症状，还可根治部分患者。

（一）药物治疗

治疗神经症性障碍的药物有抗焦虑药、抗抑郁药以及促神经代谢药等，主要根据患者的症状进行选用。优点是起效较快，有助于缓解症状。为增加治疗的依从性，用药前一定要向患者说明所用药物的起效时间及治疗过程中可能出现的不良反应，使患者做好充分的心理准备。否则，许多神经症性障碍患者可能因过于敏感、焦虑、疑病的性格特征，或求效心切而中断、放弃治疗，或频繁变更治疗方案。

（二）心理治疗

认知行为治疗和人际关系治疗是目前治疗神经症性障碍较为有效的心理治疗方法。心理治疗不仅可以缓解症状，而且能帮助患者学会新的应对应激的策略和处理未来新问题的技巧。

第二节　神经症性障碍的常见类型

一、焦虑障碍

病例

　　患者，女，25岁，未婚。因发作性心悸、焦虑紧张、失眠8个月前来就诊。病前性格内向。今年3月份，其父患脑梗死，令患者心情苦闷，胡思乱想。不久，其父病情好转出院。一天，患者在工作中突然出现心悸，焦虑，紧张不安，伴呼吸困难，感到自己"快不行了"。此后上述症状反复发作，间歇时间不一。严重时，患者整日坐立不安，彻夜不眠，多说不出担心的理由，严重影响其工作和生活。实验室、心电图、超声心动图、脑CT等各项检查均无异常。入院查体：生命体征平稳，一般内科检查无异常发现。精神检查：意识清楚，可引出焦虑情绪，无抑郁情绪。

　　请问：如果您是患者的主管医师，将如何进行诊断与治疗？

焦虑障碍是一种以焦虑情绪为主要表现的神经症性障碍，基本特征为泛化和持续的焦虑或反复发作的惊恐不安，可有紧张、恐惧等情绪，伴自主神经功能紊乱症状，发作不局限于特定的外部环境。临床上分为广泛性焦虑障碍和惊恐障碍。

（一）病因与发病机制

1．遗传因素　在恐惧性焦虑障碍的发生中起一定作用。患者近亲的患病率远高于普通人群。

2．神经生化因素　与乳酸盐、去甲肾上腺素、5-羟色胺、苯二氮䓬受体、γ-氨基丁酸有关。

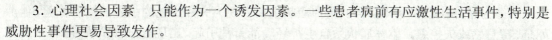

3. 心理社会因素 只能作为一个诱发因素。一些患者病前有应激性生活事件，特别是威胁性事件更易导致发作。

（二）临床表现

1. 广泛性焦虑障碍 又称慢性焦虑症、自由浮动性焦虑症，是焦虑障碍最常见的表现形式。一种以缺乏明确客观对象和具体内容的提心吊胆、紧张不安为主要临床特征的焦虑障碍，并有显著的自主神经症状、肌肉紧张及运动性不安。因难以忍受又无法摆脱而感到痛苦。

（1）精神性焦虑：主要表现为与现实处境不相称的过度而持续的痛苦、担忧及焦虑体验。警觉性增高，易发脾气，害怕喧哗吵闹的环境。过分关注周围环境或自身健康而不能精神放松，表情紧张，唉声叹气。睡眠障碍多以入睡困难为主，伴有睡眠浅、易醒、多梦等。

（2）运动性紧张：主要表现为运动不安和肌肉紧张。运动不安症状主要有无目的的小动作增加，坐卧不安，来回踱步，不能静坐，身体发抖等。肌肉紧张主要表现为患者表情紧张，双眉紧锁，紧张性疼痛，肌肉紧张或四肢震颤或姿势僵硬等。

（3）自主神经功能紊乱：患者感到眩晕、心悸、心律不齐，呼吸急促，胸部发紧，口干，胃部不适，便秘或腹泻，阵发性地发冷发热，皮肤潮红或苍白，出汗，手脚冰凉或发热，小便过频，喉头阻塞感等自主神经功能障碍症状。有的患者可出现阳痿、早泄、月经紊乱等症状。

2. 惊恐障碍 又称急性焦虑发作。一种以反复的惊恐发作为主要原发症状的焦虑障碍。惊恐发作并不局限于任何特定的情境，具有不可预测性。一般急性发作，症状在发病后约10分钟达到高峰，大部分患者体验到很明显的躯体症状，往往首次就诊于急诊室。

（1）惊恐发作：患者在无特殊的恐惧性处境时，突然强烈感到一种突如其来的、濒临灾难性的害怕和恐惧。患者因惊恐而冲动、惊叫、呼救，肌肉紧张，坐立不安，全身发抖，出现严重的自主神经功能紊乱症状，如心动过速、胸闷、呼吸困难或过度换气、头痛，头晕、眩晕，四肢麻木，感觉异常，出汗等。部分患者可有人格或现实解体。一般历时数分钟至数十分钟，很少超过1个小时，但不久可突然再发。发作期间患者意识清楚，警觉性高。

（2）预期焦虑：患者发作间歇期，因担心再次发作而心有余悸，数小时到数天后才能恢复。

（3）回避行为：60%患者因担心发病时得不到帮助，而产生回避行为，如不敢单独出门，不敢到人多热闹的场所，不敢独处，甚至不敢使用公共交通工具，渐发展为广场恐惧性焦虑障碍。

惊恐障碍的患者预后较好。约40%的患者可共患抑郁障碍，7%的患者可出现自杀行为，预后较差。

（三）诊断与鉴别诊断

根据临床特点，排除躯体疾病、药物影响和其他精神障碍，一般可诊断焦虑障碍。

1. 广泛性焦虑障碍的诊断标准

（1）症状学标准：具备上述临床主要表现。

（2）病程标准：发病时间至少6个月。

（3）严重程度标准：社会功能受损或难以忍受又无法解脱而感到痛苦。

（4）排除标准：排除躯体疾病、脑器质性疾病引起的焦虑，精神活性物质依赖伴发的焦虑及其他精神障碍伴发的焦虑。

2. 惊恐障碍的诊断标准

（1）症状学标准：以惊恐发作为主要临床特征，发作间歇期基本正常。典型的惊恐发作表现可分为精神症状和躯体症状。精神症状主要表现为突然出现的强烈的惊恐体验，伴濒死感、窒息感或失控感。躯体症状系自主神经功能紊乱引起，出现心血管系统、呼吸系统和神经系统的症状。惊恐发作在没有客观危险的环境中出现，不局限于已知的或可预测的情境。体格检查无阳性发现。

（2）病程标准：1个月至少有几次（3次）明显的惊恐发作，或首次发作后继发的焦虑持续1个月以上。

（3）严重程度标准：因难以忍受又无法摆脱而感到痛苦或社会功能受损。

（4）排除标准：排除躯体疾病引起的惊恐发作、抑郁障碍和精神分裂症。

3. 鉴别诊断

（1）躯体疾病：心脏病、甲状腺疾病、脑血管病、系统性红斑狼疮等易伴发焦虑，二尖瓣脱垂、心绞痛发作、嗜铬细胞瘤、癫痫、低血糖、阵发性室上性心动过速、肺栓塞等易出现惊恐样发作。注意通过询问病史、体检，必要的实验室检查和物理检查，可与躯体疾病进行鉴别。

（2）精神活性物质依赖：各种精神活性物质在戒断或突然减量时可出现焦虑症状，通过询问精神活性物质依赖史，依赖物质使用与焦虑症状的关系及躯体与心理依赖症状可进行鉴别。

（3）抑郁障碍、精神分裂症：可伴发焦虑症状和惊恐发作。通过抑郁障碍和精神分裂症（幻觉、妄想、思维联想障碍、自知力损害等）的特征性症状与其进行鉴别，如患者的临床表现符合抑郁障碍或精神分裂症的诊断则不诊断广泛性焦虑障碍。当抑郁与焦虑的程度主次难分时，优先考虑抑郁障碍的诊断。

（四）治疗

临床上治疗焦虑障碍常综合使用药物治疗和心理治疗。

1. 药物治疗

（1）抗焦虑药物：①苯二氮䓬类：临床上广泛使用的抗焦虑药物，可迅速控制惊恐发作。临床常选用中、长效药物（阿普唑仑、氯硝西泮、劳拉西泮等）。从小剂量开始，逐渐加大到最佳治疗剂量，维持2～6周后逐渐停药，防止依赖。停药过程不应短于2周，以防症状反跳。②阿扎哌隆类药物：主要是丁螺环酮、坦度螺酮，5-HT$_{1A}$受体的部分激动剂。因无依赖性，也常用于广泛性焦虑障碍的治疗，但起效慢。③β-受体阻滞剂：如普萘洛尔、阿替洛尔，可降低自主神经兴奋的症状，减轻焦虑。

（2）抗抑郁药物：新型抗抑郁药（SSRIs和SNRIs）和TCAs，对广泛性焦虑障碍和惊恐障碍都有效，SSRIs类药物是治疗惊恐障碍的一线药物。选择性5-羟色胺再摄取抑制剂（SSRIs），常用药物为帕罗西汀、舍曲林、西酞普兰等。三环类抗抑郁剂，常用药物为丙咪嗪、阿米替林。当一种药物治疗12周无效后，可换用另一种药物。伴抑郁症状的广泛性焦虑障碍应首选抗抑郁药物治疗。伴有睡眠障碍的广泛性焦虑障碍患者可选用TCAs药物治疗，或SSRIs短期合并使用苯二氮䓬类药物。广泛性焦虑障碍药物治疗有效后，往往需要维持治疗至少6个月以上，然后逐渐小剂量减药，直至停用。

2. 心理治疗

（1）支持性心理治疗：包括对疾病的知识教育，支持与理解、同情与鼓励等。

（2）CBT（认知行为治疗）：惊恐障碍的CBT包括心理教育、认知重建、呼吸控制、放松训练、想象练习、暴露六种成分。

二、恐惧性焦虑障碍

 病例

　　甘某,女,16 岁,学生。害怕上学 3 个月。患者为独生女,父母对她要求很严格。上学后,学习成绩一直很优秀,深受老师喜爱。3 个月前就读高中,在一次上课时开思想小差,被老师严厉批评。自此后一走进教室就心慌手抖,感觉很害怕、恐惧。逐渐症状越来越明显,只要一去学校,就感到头晕目眩、心慌、胸闷,全身发抖,离开学校后很快缓解。病后学习成绩明显下降,精神差,时有失眠。曾到医院住院检查,体格检查及各项检查均未发现异常。
　　请问: 1. 该患者的初步疾病诊断是什么?
　　　　　 2. 应注意与哪些疾病鉴别?

　　恐惧性焦虑障碍,又称恐惧症、恐怖症、恐惧性神经症。恐惧性焦虑障碍是一种以过分和不合理地惧怕外界客体、处境或与人交往为主要特征的神经症性障碍。患者明知没有必要,但仍不能防止其发生,发作时常伴有明显的焦虑和自主神经症状。患者极力回避所害怕的客体、处境或人际交往,因而影响其正常的工作、生活、学习与社会交往。多数恐惧性焦虑障碍患者病程迁延,病程越长,预后越差。

(一)病因与发病机制

　　1. 遗传因素　场所恐惧性焦虑障碍具有家族遗传史。某些特定的恐惧性焦虑障碍具有明显的遗传倾向,如血液和注射恐惧。

　　2. 神经生化因素　研究发现恐惧性焦虑障碍患者体内交感神经系统兴奋占优势,去甲肾上腺素、甲状腺激素的分泌增加。社交恐惧性焦虑障碍患者恐惧发作时,甲状腺素释放激素升高实验阳性。

　　3. 心理社会因素　行为理论认为广场恐惧性焦虑障碍常起源于自发的惊恐发作,并与相应的环境偶联,逐渐产生期待性焦虑和回避行为,症状的持续和泛化使患者在越来越多的场合产生焦虑。

(二)临床表现

　　通常将其归纳为三大类。

　　1. 场所恐惧性焦虑障碍　又称旷野恐惧症。主要表现为害怕到喧闹拥挤的场所(如火车站、商场、剧院、餐馆等);害怕乘坐公共交通工具(如拥挤的船舱、火车、飞机、地铁等);对某些特定场所的恐惧(如空旷的广场、公园、黑暗场所等)。有些患者可伴有惊恐发作。

　　2. 社交恐惧性焦虑障碍　又称社交恐惧症。主要表现为对社交场合和人际接触的过分担心、紧张和害怕,害怕别人审视或评价,伴随出现自主神经兴奋症状及回避行为。在社交场合,不敢抬头,不敢与人对视,不敢在公共场合演讲,回避社交。

　　3. 特定恐惧性焦虑障碍　以前称单纯恐惧症。患者对某些情境、活动或客体的非理性恐惧,患者极力回避所恐惧的情境或客体。临床上常见的类型:①动物恐惧:对特定的动物恐惧,如昆虫、老鼠。②自然环境恐惧,如高处、雷鸣、黑暗等。③幽闭恐惧:如飞行、电梯等封闭空间的恐惧。④血液 - 注射 - 损伤恐惧:对鲜血、外伤、打针、拔牙、手术的恐惧。⑤其他类型的恐惧:害怕窒息、呕吐或脏的地方,或尖锐锋利物品等。

（三）诊断与鉴别诊断

1. 诊断要点　确诊需符合以下各条:

（1）心理症状或自主神经症状必须是焦虑的原发表现,而不是继发于其他症状,如妄想或强迫思维。

（2）焦虑必须局限于或主要发生在至少以下情境中:人群、公共场所（广场恐惧性焦虑障碍),特定的社交情境（社交恐惧性焦虑障碍),特定的恐怖物体或情境时（特定的恐惧性焦虑障碍)。

（3）对恐怖情境的回避必须是或曾经是突出特点。

依据上述的诊断要点可以做出恐惧性焦虑障碍的诊断。然后根据患者的临床表现特征,即所害怕的场景、社交场合和人际交往或特定的对象来分别进行恐惧性焦虑障碍亚型的诊断。

2. 鉴别诊断

（1）惊恐障碍:在某种明确的场所而出现的惊恐发作,这种惊恐发作是由于害怕这种场所所致的,则诊断为场所恐惧性焦虑障碍伴惊恐发作。

（2）广泛性焦虑障碍:主要表现为无明确客观对象的紧张、害怕,担心的事情变化不定,且回避行为不明显,而恐惧性焦虑障碍害怕的对象明确,且回避行为明显。

（3）强迫障碍:患者害怕担心的对象是自己的强迫观念或行为,非客观现实中的客体或处境,同时具有强烈的控制意愿,但回避行为不明显。恐惧性焦虑障碍的控制愿望不强烈,回避行为突出。

（4）精神分裂症:在幻觉和被害妄想的影响下,可出现类似恐惧性焦虑障碍的恐惧症状表现。主要通过精神分裂症具有特征性的症状,如精神病性症状（如幻觉、妄想、联想障碍、情感淡漠等)和自知力受损,而客观环境中不具备明确的恐惧对象等可进行鉴别。

（四）治疗

恐惧性焦虑障碍的治疗主要是心理治疗和药物治疗。特定恐惧性焦虑障碍主要以认知行为治疗（CBT)为主。场所恐惧性焦虑障碍和社交恐惧性焦虑障碍以 CBT 和药物联合治疗为主。

1. 心理治疗　CBT 治疗中,主要包括疾病知识教育、认知重建、暴露或冲击疗法、系统脱敏、放松训练及社交技能训练等技术方法。CBT 对于恐惧性焦虑障碍具有明确的疗效。认知行为团体治疗对社交恐惧性焦虑障碍效果更好。

2. 药物治疗　恐惧性焦虑障碍的主要治疗药物包括抗焦虑药物、抗抑郁药物和 β- 受体阻滞剂。

（1）抗焦虑药物:氯硝西泮、阿普唑仑对社交恐惧性焦虑障碍和场所恐惧性焦虑障碍有效,但对特定恐惧性焦虑障碍治疗效果证据不多。

（2）抗抑郁药物:目前常用的一线药物是 SSRIs 药物。

（3）β- 受体阻滞剂:如普萘洛尔或阿替洛尔,具有缓解自主神经兴奋有关的躯体症状。对特定社交恐惧性焦虑障碍有效,特别是表演性焦虑效果更好,但对广泛性社交恐惧性焦虑障碍、场所恐惧性焦虑障碍和特定恐惧性焦虑障碍无效。

主张单一用药,小剂量起始,对回避行为的治疗剂量相对较大。当恐惧症状消失后仍建议维持治疗 1 年。然后缓慢逐渐减量,直至停用。

三、强迫障碍

 病例

> 周某，女，22岁，未婚。因反复洗涤、检查、回忆，伴痛苦不安2个月前来就诊。2个月前，无明显诱因出现反复洗手、洗衣服，之后反复回忆整个洗衣服的过程。如果觉得没有洗干净，就再重新洗涤，反复多次才放心；离家锁门后，常因担心没有锁好而返回再次检查门锁，反复数次才罢休。患者自知自己的行为没有必要，但无法自控，为此感到痛苦不安，伴失眠。查体：生命体征平稳，心、肺、腹检查无异常。精神检查：意识清晰，情绪焦虑，可引出强迫观念和强迫行为，自知力完整。
> 请问：1. 该患者有哪些精神症状？
> 　　　2. 最可能的疾病诊断是什么？

强迫障碍，又称强迫性神经症、强迫症，是指一种以反复出现的强迫观念和（或）强迫行为或仪式动作为主要临床特征的神经症性障碍。强迫障碍患者体验到强迫思维或动作是自己的，是自己主观活动的产物，但又不是患者自己所期望的，也非患者自己所能接受的，所以患者必须采取对策来进行有意识地抵抗，自我强迫与反强迫同时出现，为此患者感到痛苦，对症状有自知力，主动求治。

强迫障碍多起病于童年或成年早期，病前有强迫性格，男女患病率无明显差异。部分患者能在一年内缓解，病程迁延者主要表现为仪式动作而精神痛苦减轻，但社会功能严重受损。

（一）病因与发病机制

1. 遗传因素　强迫障碍患者与双亲的同病率为5%～7%，其家系中强迫障碍的患病率达10%。

2. 神经生物学因素　强迫障碍患者有5-HT功能异常。一些研究发现强迫障碍患者的尾状核体积缩小，认为这是中枢神经系统不可逆损害的结果，并认为与自身免疫有关。

3. 心理社会因素　心理社会因素是一种诱发因素，常见的有工作或生活环境的变化。行为主义认为在疾病的开始阶段，由非特异性情景引起焦虑。为减轻焦虑，产生逃避或回避反应，表现为强迫性仪式动作。在第二阶段中，强迫行为被强化和泛化，形成操作性条件反射。精神分析理论则认为强迫障碍是人格发展固着于强迫人格，焦虑通过防御机制而形成强迫症状。

（二）临床表现

强迫障碍多发病于青春期，其基本症状为强迫观念和强迫行为，强迫行为继发于强迫观念。

1. 强迫观念

（1）强迫怀疑：患者对自己已经完成的事情产生不确定感，需反复检查、核对，也清楚这种怀疑没有必要，但心中仍感觉不踏实。

（2）强迫性穷思竭虑：患者对一些常见的事情、概念或现象反复思考，虽明知毫无意义，却不能克制。如反复思考"太阳为什么从东边升起而不从西边升起？"等。

（3）强迫联想：患者脑中出现一个观念或看到一句话，便不由自主地联想起另一个观念

71

或词句。若这种联想是对立性质的,此时称为强迫性对立思维,如想起"好人",马上就联想到"坏人"。

(4)强迫回忆:患者不由自主地反复回忆既往的经历,无法摆脱,感到苦恼。

(5)强迫意向:患者感到有要去做某种违背自己意愿的强烈的内心冲动。因患者知道这种冲动是非理性的、荒谬的,故努力克制,但仍无法摆脱,也不会把冲动转变为行动。如想把小孩扔到窗外;站到高的地方就想往下跳;看到异性就想拥抱等。

2.强迫动作和行为 表现为一再出现的重复而刻板的行为。

(1)强迫检查:为减轻强迫怀疑引起的焦虑而采取的措施。如重复检查电插头是否拔掉,门窗、煤气是否关好,账目是否搞错等。

(2)强迫洗涤:患者反复洗手、洗衣物、消毒家具等,直到认为洗干净才罢休,多由于"怕受污染"所致。

(3)强迫性仪式动作:患者为对抗强迫观念所引发的焦虑而做出的动作,因经常重复这些动作,以致这些动作程序化。如患者睡前要按照一定程序脱衣、鞋,并按固定的位置放置,如不按此程序,患者就会感到不安,难以入睡,以致再按固定程序重新穿衣、鞋。强迫计数也属于强迫性仪式动作,如患者不可控制的反复数门牌号、数楼梯或地砖,如出错,再重头数起。

(4)强迫询问:为缓解穷思竭虑或消除疑虑给自己带来的焦虑,反复要求他人(尤其是家人)作出解释与保证。

3.回避行为和其他症状 为避免发作,患者会尽量回避触发强迫观念和强迫行为的各种情境。在疾病严重时,回避可能成为最受关注的症状。患者还可伴有焦虑、抑郁、惊恐发作、疑病、贪食、厌食、冲动等表现。患者也常有病态的人际关系。

(三)诊断和鉴别诊断

1.诊断要点

(1)症状学标准:患者以强迫症状为主要临床特征。强迫思维和强迫行为同时存在或分别单独出现。强迫症状起源于患者自己的内心世界,不是被他人或外界环境强加的。强迫症状反复出现,患者认为没有意义,并感到不快,甚至痛苦,试图抵抗,但不能奏效。

(2)严重程度标准:患者的社会功能受损或自我感到痛苦。

(3)病程标准:强迫症状连续存在2周以上(CCMD-3要求3个月)。

(4)排除标准:排除精神分裂症、抑郁障碍及脑器质性精神障碍等。

2.鉴别诊断

(1)精神分裂症:精神分裂症患者可出现强迫症状,有的强迫障碍患者的症状具有一定的荒谬性和不合理性,且自知力又不完整,在临床上强迫障碍需要与精神分裂症进行鉴别。这时要收集精神分裂症的特征性精神病性症状,如思维联想障碍、思维逻辑障碍、幻觉、妄想、情感淡漠等。同时,精神分裂症患者对强迫症状的体验并不深刻,痛苦并不明显,主动控制的愿望不十分强烈也有助于与强迫障碍进行鉴别。

(2)抑郁障碍:临床上约有1/3的抑郁障碍患者可出现强迫症状。抑郁障碍患者往往抑郁情绪在先,而后出现强迫症状,且具有抑郁发作的特征性症状(明显的"三低"症状、早醒、昼重夜轻变化等)。强迫障碍患者的强迫症状往往是抑郁症状出现的原因,且没有抑郁障碍的症状特点。如在临床上强迫症状与抑郁症状均达到临床诊断标准,可做出两种障碍的诊断。

（3）脑器质性精神障碍：中枢神经系统的器质性病变，特别是基底核病变，可出现强迫症状。这些患者的强迫症状往往表现为单调，缺乏相应的情感体验。还可通过病史、神经系统阳性体征及必要的辅助检查结果进行鉴别。

（四）治疗

1. 药物治疗　常用的抗强迫药物 TCAs 类药物氯咪帕明和 SSRIs 类药物（氟西汀、氟伏沙明、帕罗西汀、舍曲林）。

氯咪帕明抗强迫作用较强，起效时间在 2～3 周，强迫症状明显缓解在用药 8～12 周。SSRIs 类药物是临床上治疗强迫障碍的一线用药。在治疗强迫障碍时，SSRIs 类药物的剂量要比治疗抑郁障碍的大，如舍曲林的治疗剂量为 50～200mg/d，帕罗西汀 20～60mg/d。在使用时也宜从小剂量开始，逐渐加至治疗剂量，起效时间为 4～6 周。

治疗强迫障碍是否有效，必须经过足量，10～12 周以上的治疗才能确定。药物治疗有效后需长期维持治疗，维持剂量一般是治疗剂量的 1/3～1/2，维持治疗时间推荐为 1 年以上。

2. 心理治疗　最常用的心理治疗是 CBT。证据显示，单一 CBT 对强迫障碍有效，在能接受这种治疗的患者中约有 70% 可获得疗效。CBT 的核心是暴露与反应预防及认知重建。暴露是让患者暴露于促发强迫症状导致回避的现实情境。同时，教育患者强迫行为只是缓解焦虑的一种手段，实际上不采取强迫行为也可以消除焦虑。所以，反应预防就是鼓励患者在促发强迫行为出现的情境中控制自己的强迫行为。认知重建是针对患者对危险的过分夸大，担心万一的危险以及"非黑即白"等歪曲认知进行治疗。

CBT 联合药物治疗是强迫障碍的理想治疗模式。联合药物治疗可使患者更容易接受CBT，而 CBT 可使患者在停用药物治疗后得以维持疗效，减少复发或反复。

3. 精神外科手术治疗　治疗强迫障碍迫不得已的选择。当强迫障碍或其并发症给患者带来生命威胁，或严重的功能障碍，或严重的精神痛苦时，才考虑选择这种治疗。

四、神经衰弱

神经衰弱是指一种以脑和躯体功能衰弱为主的神经症性焦虑障碍。以精神易兴奋又易疲劳为特征，表现为情绪烦恼、易激惹，伴肌肉紧张性疼痛和睡眠障碍等生理功能紊乱症状。病情可持续也可时轻时重，波动与心理社会因素有关，病程多迁延。

（一）临床表现

1. 精神易兴奋、易疲劳　起病初期，常出现精神易兴奋，表现为对外界刺激反应敏感，不由自主的联想和回忆增多，注意力不易集中。由于患者的思维长期处于活跃兴奋状态，以致大脑无法得到充分休息，用脑后倍感疲倦、迟钝，记忆力下降，工作和生活效率降低。同时，患者常有虚弱、全身无力等躯体不适感。

2. 可伴有头晕，紧张性头痛，普遍的不安定感。可持续存在紧张性头痛，但程度不严重，部位不固定，似乎整个头部都不适。常伴入睡困难、多梦、易醒、过度睡眠等睡眠障碍。

（二）诊断标准

ICD-10 中，确诊神经衰弱需满足以下各项：

1. 或为"用脑后备感疲倦"的持续而痛苦的主诉，或为"轻度用力后身体虚弱与极度疲倦"的持续而痛苦的主诉。

2. 至少存在以下两条　①肌肉疼痛感。②头晕。③紧张性头痛。④睡眠紊乱。⑤不能放松。⑥易激惹。⑦消化不良。

3. 存在并存的自主神经症状或抑郁症状在严重程度和持续时间方面达不到本分类系统中更为特定障碍的标准。

由于神经衰弱症状的特异性差，几乎可见于所有的精神与躯体疾病之中。按照等级诊断的原则，只有排除其他精神障碍，方能诊断本症。

（三）治疗

对神经衰弱的治疗采取药物、心理、体育娱乐等综合措施。根据患者的焦虑、抑郁症状，使用抗焦虑、抗抑郁药物，也可进行肌肉放松训练，消除一些躯体不适感。支持性和解释性的心理治疗可帮助患者认识疾病的性质和消除继发焦虑。其他治疗包括体育锻炼，旅游疗养，调整不合理的学习、工作方式。

五、躯体形式障碍

躯体形式障碍是一种以持久地担心或相信各种躯体症状的优势观念为特征的神经症。主要特征是患者反复陈述躯体症状，不断要求给予医学检查，无视反复检查的阴性结果，不接受医师关于其症状并无躯体病变基础的反复解释。即使患者有时患有某种躯体障碍，但也不能解释症状的性质、程度或患者的痛苦与先占观念。即使症状的出现和持续与不愉快的生活事件、困难或冲突密切相关，患者也拒绝探讨心理病因。患者认为其疾病本质上是躯体性的，需进一步的检查，若不能说服医师接受这一点，便会愤愤不平。常伴有焦虑或抑郁情绪。本病女性多见，起病年龄多在30岁以前，多就诊于内外各科。

（一）临床表现

1. 躯体化障碍　临床表现为多种多样，反复出现，经常变化，查无实据的躯体症状至少两年，未发现任何恰当的躯体疾病来解释上述症状。常见的症状有胃肠道不适（疼痛、呃逆、反酸、恶心、呕吐等）、呼吸、循环系统症状（心悸、心慌、胸闷、气短或咽喉异物感等）、异常的皮肤感觉（痒、烧灼感、刺痛、麻木感、酸痛等）、性及月经方面的主诉也很常见，通常存在明显的抑郁和焦虑。上述症状不能用任何恰当的躯体疾病来解释，各种医学检查的正常结果和医生的合理解释均不能打消患者的疑虑。由于注意集中于症状本身，过度使用消除症状的药物，部分患者可出现药物依赖或滥用。症状及其所致行为造成一定程度的社会和家庭功能损害。

2. 未分化躯体形式障碍　其临床表现类似躯体化障碍，但构成躯体化障碍的典型性不够，其症状涉及的部位不如躯体化障碍广泛，也不那么丰富，或不伴社会和家庭功能的损害，病程在半年以上，但不足2年。

3. 疑病障碍　突出的表现是患者对自身的身体状况过分关注，认为自己可能患了某种严重的躯体疾病，为此很苦恼，其烦恼的程度与患者的实际健康情况很不相称。患者主诉的症状可只限于某一部位、器官或系统，也可涉及全身，常伴明显的抑郁和焦虑。患者因不能接受医师关于其无躯体疾病的忠告和保证，而继续到各医院反复检查或治疗。

4. 躯体形式的自主神经功能紊乱　患者出现明确的自主神经兴奋的症状，如心悸、出汗、颤抖、脸红等；常主诉部位不定的疼痛、烧灼感、沉重感、紧束感、肿胀感等，并为此感到痛苦，但并无明显紊乱的证据，医生的反复保证和解释也无济于事。心脏神经症、胃神经症、心因性呃逆、肠激惹综合征、心因性过度换气、心因性尿频和心因性排尿困难等诊断也属于此类疾病。

5. 躯体形式的疼痛障碍　不能用生理过程或躯体障碍予以合理解释的，持续而严重的疼痛。发病高峰年龄为 30~50 岁，女性多见。常见的疼痛部位是头痛、非典型面部痛、腰背痛和慢性盆腔痛，疼痛可位于体表、深部组织或内脏器官，性质可为钝痛、胀痛、酸痛或锐痛。疼痛的发生与情绪冲突或心理社会问题有关，无相应的器质性变化，病程常迁延并持续 6 个月以上。患者常以疼痛为主诉，反复就医用药，甚至导致镇静止痛药物依赖，并伴有焦虑、抑郁和失眠，社会功能明显受损。

（二）诊断要点

诊断主要根据临床特征，凡患者以一种或多种躯体不适症状为主要表现，而医学检查不能发现相应的器质性病变，或虽有躯体疾病的存在，但与其症状的严重程度不相称者，就要考虑躯体形式障碍的可能。注意要排除躯体疾病和其他精神障碍。

（三）治疗

1. 心理治疗　心理治疗是主要的治疗形式，目前常用的心理治疗为认知疗法、行为治疗、精神分析疗法、森田疗法等。心理治疗的目的在于让患者逐渐了解所患疾病的性质，改变其错误的观念，解除或减轻精神因素的影响，使患者对自己的健康状况有一个相对正确的评估，逐渐建立对躯体不适的合理性解释。医生应尽早地选择适当的时机，向患者提出心理社会因素与躯体疾病关系问题的讨论，鼓励患者把他们的疾病看成是涉及躯体、心理和社会因素的疾病。

2. 药物治疗　药物治疗主要用于解除患者伴发的焦虑与抑郁情绪。可用苯二氮䓬类、三环类抗抑郁剂、SNRIs，以及对症处理的镇痛药、镇静药等。对部分疼痛明显的患者，可使用丙戊酸钠等治疗，而有偏执倾向者可使用非经典抗精神病药物治疗。

六、分离（转换）性障碍

病例

　　李某，女，18 岁。因"肢体抽搐 30 分钟"被同学抬来就诊。患者平时性格较内向，不善沟通交流，跟同学关系紧张。30 分钟前，因琐事与同学争吵后，突然出现全身僵直，缓慢倒地，四肢抽搐，呼吸急促，呼之不应。无唇舌咬伤，无大小便失禁。查体：意识蒙眬，呼之不应，表情痛苦，瞳孔对光反射灵敏，呼吸 30 次/分，四肢一阵阵抖动，双手握拳，拇指在其余四指之外。余检查无异常。

　　请问：1. 该患者初步疾病诊断是什么？

　　　　　2. 如何治疗？

分离（转换）性障碍原称癔症，一类由明显精神因素如重大生活事件、内心冲突、情绪激动、暗示或自我暗示，和作用于易病个体所导致的以分离或转换症状为主的精神障碍。疾病共同特点是部分或完全丧失了对过去的记忆、身份意识、即刻感觉以及身体运动控制四个方面的正常整合。

（一）病因与发病机制

1. 遗传　国外研究资料表明男性一级亲属的患病率为 2.4%，女性一级亲属的患病率为 6.4%。这些数据提示遗传因素与本病的发生有关。但 Slater（1961）对各 12 对单卵双生子和双卵双生子的研究却得出了相反的结论。

2. 心理因素

（1）个体在人格方面，具有高暗示性、情感丰富、以自我为中心、富于幻想性和具有表演性等特征，是分离（转换）性障碍发病的重要人格基础。

（2）幼年期的创伤性经历，如遭受精神、躯体或性的虐待，可能是成年后发生分离（转换）性障碍的重要原因之一。

（3）对应激性事件的经历和反应是引发本病的重要因素。如经历战争、遭遇对个体有重大意义的生活事件等。

3. 社会文化因素　社会文化及其变迁对分离（转换）性障碍的患病率和症状的表现形式有较大的影响。如现代化程度越高，以躯体症状表现者越多见，文化程度较低的个体易患病，生活在封闭环境中的个体更易发病。

（二）临床表现

多起病于青年期，女性多见，常在心理社会因素刺激下急性起病。临床上主要表现为分离性障碍（癔症性精神障碍）和转换性障碍（癔症性躯体障碍）。

1. 分离性障碍　主要表现为意识及情感障碍。意识障碍以意识范围缩小、蒙眬状态多见。起病前，心理因素常很明显，疾病的发作常有利于患者摆脱困境，发泄压抑的情绪，获取别人的注意和同情，或得到支持和补偿。病程可反复发作，症状多样。反复发作者，可通过回忆和联想与既往创伤经历有关的事件或情境发病。在适当的环境下，或在催眠、精神分析治疗中，精神世界的分离或"丢失"的部分可以恢复。

（1）分离性遗忘：患者在无器质性病变的基础上，突然出现的不能回忆自己曾经历的重大事件。被遗忘的事件往往是创伤性事件，如意外事故或亲人的意外亡故，事后部分或完全遗忘。

（2）分离性漫游：表现为在觉醒状态下，患者突然离开家或工作单位，外出漫游，地点可能是以往熟悉的或有情感意义的地方。在漫游过程中，患者能保持基本的自我照顾，以及与陌生人简单的交往。此种漫游无计划、无目的，历时几十分钟到几天，突然开始，突然结束，患者清醒后对漫游经过不能完全回忆。

（3）分离性身份障碍：又称双重或多重人格，主要表现为患者突然不能识别自己原来的身份，而以另一种身份进行日常活动，表现出两种或两种以上明显不同的人格，各自完全独立，交替出现，互无联系。

（4）出神与附体：表现为暂时性地丧失个人身份和对周围环境的察觉，全部或部分遗忘。出神和附体是不随意的，非己所欲的。患者感到自己已被精灵、神，或"力量"所代替，此时患者的意识仅局限于当前环境的一、两个方面，常有局限且重复的一系列运动、姿势、发音。处于出神状态的人，如声称自己已被某神或已死去的某人所替代，并以替代者的身份在说话，则称为附体状态。

（5）分离性木僵状态：常在精神创伤之后或被创伤体验所诱发，患者出现较深的意识障碍，在相当长的时间维持固定的姿势，无言语和随意运动，对外界各种刺激无反应，行为符合木僵的标准，一般数十分钟即可自行醒转，检查找不到躯体疾病的证据。

2. 转换性障碍　转换症状由患者未察觉到的动机促成，主要表现为运动障碍和感觉障碍。体格检查、神经系统检查和实验室检查都不能发现其内脏器官和神经系统有相应的器质性损害，其症状和体

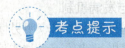

考点提示

转换性障碍的主要临床表现

征不符合神经系统解剖生理特征。常见类型有：

（1）运动障碍：可表现为动作减少、增多或异常运动。包括：①肢体瘫痪：可表现单瘫、截瘫或偏瘫，伴有肌张力增强或弛缓。检查不能发现神经系统损害证据。②肢体震颤、抽动和肌阵挛：表现为肢体粗大颤动，或不规则抽动或肌肉快速抽动。③起立不能、步行不能：坐时、躺下时双下肢活动正常，但不能站立行走。④失音症：想说话，但发不出声音。检查发音器官无异常。

（2）痉挛发作：也称假性癫痫发作，是一种类似于癫痫大发作的状态，但没有癫痫发作的临床特征和相应的电生理改变。发作前常有明显的心理诱发因素。发作时，抽搐无规律性，没有强直及阵挛期，呼之不应，全身僵直，肢体一阵阵抖动，或在床上翻滚，或呈角弓反张姿势，呼吸时急时停，可有揪衣服、抓头发、捶胸、咬人等动作，有的表情痛苦，但无咬破舌头或大小便失禁。发作时瞳孔大小正常，角膜反射存在。一般发作持续数分钟或数小时。意识似不清，但可受暗示使抽搐暂停。发作后无神情呆滞、睡眠，但可呈木僵或意识状态改变。

（3）感觉障碍：主要感觉表现为感觉缺失、感觉过敏、感觉异常（如咽部异物感或梗阻感，称"癔症球"）、听觉障碍等。

3. 分离（转换）性障碍的其他形式

（1）Ganser 综合征：又称刚塞综合征，分离性障碍的特殊类型。主要表现为患者轻度意识模糊，对简单问题作出与答案相似的错误回答，如牛有五条腿、开门时将钥匙倒过来插向锁孔等，给旁人以故意做作的印象，但却能解决较复杂的问题，如下棋，事后遗忘。

（2）情感暴发：患者受到严重的精神刺激后发病，意识障碍较轻。常在与人争吵、情绪激动时突然暴发，哭啼、叫喊，地上打滚，捶胸顿足，撕衣毁物，扯头发或以头撞墙，其言语行为有尽情发泄内心愤懑情绪的特点。在多人围观的场合发作尤为剧烈。一般历时数十分钟即可安静下来，事后可部分遗忘。

 知识链接

> **分离（转换）性障碍的特殊表现形式——集体性癔症**
>
> 多发生于常在一起生活的群体中，如学校、教堂、寺院或在公众场所。起初有一人出现分离（转换）性发作，周围目睹者精神受到感应，相继发生类似症状。由于对这类疾病性质不了解，常在这一群体中引起广泛的紧张、恐惧情绪，在相互暗示和自我暗示影响下，该症在短期内暴发流行。发作大多历时短暂，表现形式相似。将患者特别是首发病例隔离起来，给予对症处理，流行即可迅速得到控制。

（三）诊断与鉴别诊断

1. 诊断要点　确诊必须存在以下各点：①心理社会因素作为诱因。②具有分离（转换）性障碍中各种障碍的临床特征。③不存在可以解释症状的躯体障碍的证据。

2. 鉴别诊断

（1）癫痫大发作：转换性痉挛发作应与癫痫大发作相鉴别。癫痫大发作时意识完全丧失，瞳孔散大且对光反射消失，发作经历强直、痉挛和恢复三个期，痉挛时四肢呈规则的抽搐，常有咬破唇舌、跌伤和大小便失禁，发作后完全不能回忆，脑电图检查有特征变化。

（2）急性应激反应：急性应激反应患者在应激事件后立即发病，病程短暂，一般不超过3天，无反复发作史，预后良好。

（3）精神分裂症：分离（转换）性障碍患者出现的情感暴发、幼稚行为、出神和附体状态等易与精神分裂症青春型混淆，但精神分裂症患者的情感障碍与周围环境不协调，行为荒诞不可理解。

（4）躯体疾病：多发性硬化和系统性红斑狼疮，在早期可与分离性运动和感觉障碍混淆。还应注意排除其他神经系统疾病如重症肌无力、周期性瘫痪、脑肿瘤等。

（四）治疗

分离（转换）性障碍患者的症状是功能性的，治疗主要以心理治疗为主，药物治疗为辅。早期充分治疗对防止症状反复发作和疾病的慢性化十分重要，应予以强调。

1. **心理治疗** 心理治疗是治疗本病最主要的方法。主要包括以下疗法：

（1）暗示疗法：暗示疗法消除转换性障碍的症状效果较好，特别适用于急性起病而暗示性较高的患者。迫切要求治疗者，在觉醒状态下，通过语言暗示，或配合适当理疗、针刺或按摩，即可取得良好效果。病程较长，病因不甚明确的病例，往往需要借助药物或语言催眠疗法，才能取得较好效果。

（2）催眠疗法：可用于消除转换性症状、分离性遗忘、多重人格、失声症和分离性木僵等。在催眠状态下，可使被遗忘的创伤性体验重现，使受到压抑的情绪获得释放，从而达到消除症状的目的。

（3）其他：解释性心理疗法适用于除癔症性精神病发病期之外的各种类型；行为疗法适用于暗示治疗无效、肢体或言语有功能障碍的慢性病例；家庭疗法适用于家庭关系因疾病受到影响，或治疗需要家庭成员配合的患者。

2. **药物治疗** 通过药物消除伴发的焦虑、抑郁和躯体不适症状，从而减少患者自我暗示的基础，使其更好地接受心理治疗。对于伴有精神病性症状或兴奋躁动的患者可给予抗精神病药物治疗，或给予地西泮 10～20mg 静脉缓慢注射，大部分患者入睡醒转后上述症状消失。若伴有抑郁、焦虑时，可给予相应的抗抑郁药和抗焦虑药治疗。

本章小结

> 神经症性障碍是一组精神障碍的总称。这组疾病共同特点为：①发病大多与遗传、心理社会因素有关，病前多有某种性格特征。②患者出现精神和躯体方面的多种症状，但无相应的器质性病变。③大多数患者自知力良好，主动求医，社会功能相对完好。患者主要表现为焦虑、抑郁、恐惧、强迫、疑病或神经衰弱等症状。不同亚型的神经症性障碍，诊断标准有区别，一般根据患者表现，排除躯体疾病和其他精神障碍诊断。神经症性障碍的治疗主要采用心理治疗和药物治疗两方面。

（吴 婷）

目标测试

A1 型题

1. 下列不属于神经症性障碍的共同特征的是

    A. 起病与心理社会因素有关   B. 无相应的器质性病变

    C. 社会功能严重受损   D. 自知力相对完整

E. 病前多有某种性格特征

2. 神经症性障碍的诊断标准中，其病程标准是（除了惊恐障碍另有规定外）

A. 符合症状标准至少 3 个月

B. 符合症状标准至少 1 个月

C. 符合症状标准至少 6 个月

D. 符合症状标准至少 12 个月

E. 符合症状标准至少 4 个月

3. 转换性障碍主要表现为

A. 双重人格

B. 遗忘

C. 意识障碍

D. 运动障碍与感觉障碍

E. 分离性漫游

A3/A4 型题

（4～5 题共用题干）

王某，女，18 岁，学生。与同学争执过程中突然大叫一声随之倒地，呼之不应，全身僵直，肢体一阵阵抖动。无二便失禁，无唇舌咬伤。持续半小时后，发作停止。患者对整个过程不能回忆。此前也有类似发作。

4. 该患者最可能的诊断是

A. 精神分裂症

B. 分离（转换）性障碍

C. 急性应激障碍

D. 癫痫

E. 脑肿瘤所致精神障碍

5. 对患者有效的治疗方法是

A. 电抽搐治疗

B. 心理治疗

C. 体育锻炼

D. 休息疗法

E. 药物治疗

第九章 心身疾病与应激相关障碍

第一节 心身疾病

 病例

刘女士，28岁，主持人。反复上腹痛3个月余入院。作为一个完美主义者，对工作有强烈的责任感，常从清晨忙碌至深夜。3个月前，刘女士马上要上直播节目，突感腹痛，自行服用止痛片后，仍不见好转，只好忍痛坚持直播节目，一直到直播结束。自此每逢紧张的直播前，刘女士就会出现腹痛症状，且进行性加重，伴腹胀、恶心等症状。体检：上腹部有轻度的压痛，无包块，其他无异常。心电图、腹部B超检查无异常。胃镜检查示十二指肠溃疡。精神检查：意识清楚，情绪焦虑、紧张。

请问：1. 该患者的初步疾病诊断是什么？
2. 如何进行治疗？

一、概念

心身疾病，又称心理生理疾患，是一类发病、发展、转归和防治都与心理社会因素密切相关的，导致以躯体症状表现为主的具有器官器质性改变的疾病。广义的心身疾病是指心理社会因素在疾病发生、发展和防治过程中起重要作用的躯体疾病和躯体功能障碍。狭义的心身疾病是指心理社会因素在疾病发生、发展、转归和防治过程中起重要作用的一类躯体组织损害性疾病。

心身疾病的主要特征：①主要因心理社会因素刺激，通过情绪和人格特征等作用而发病。②必须具有躯体症状和与症状相关的体征，器质性损害明确。③损害涉及的往往是自主神经所支配的组织或器官。④区别于神经症性障碍和精神障碍。⑤多数患者不了解心理社会因素在自身发病中的作用。

二、病因

1. **社会因素** 指社会环境中的各种事件对个体的影响和作用。社会因素按其性质和表现可分为：①社会环境本身的动荡和变迁。②个体自身发生的变故。③个体乐于接受的积极主动的社会因素如结婚等，但过分紧张和持久，同样会产生不利的后果。④个体难以忍受但又无法回避的消极被动的社会因素如丧偶等。如果持久而强烈，影响会很大。

2. **文化因素** 这些因素包括：社会道德规范、行为准则；异地的风俗习惯、生活方式；不同社会制度下的理想、信念、人生观、伦理观和价值观；不同民族地区的宗教信仰；经济水平、社会地位和作用；人际关系、团结和对抗、竞争和淘汰；不同的语言文字；观念上的守旧和创新；老传统与现代化的矛盾；贫穷与富裕的隔阂；愚昧落后与尖端科技的对立等。

3. **心理因素** 包括个体心理素质，个体心理特征，对突发事件的顺应能力，对冲突和挫折的处理方式，处在紧张状态、压力环境中的自我调节能力等。

4. **个体差异因素** 同样的心理社会刺激对于不同的个体引起的反应类型、性质、程度和后果是不尽相同，这表明个体对刺激的易感性、抵抗力和承受力存在差别。

5. **躯体因素** 躯体因素在心身疾病的形成中不可忽视，常见的有生物性躯体因素、物理性刺激因素、化学性刺激因素、生活习惯方面的因素等。

三、常见的心身疾病

心身疾病涉及人体多个系统，范围广泛，种类较多。

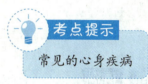

考点提示

常见的心身疾病

1. **消化系统** 常见疾病：①胃、十二指肠溃疡。②慢性胃炎。③溃疡性、过敏性结肠炎。④神经性呕吐、神经性厌食、慢性呃逆。⑤贲门、幽门痉挛。⑥习惯性便秘、直肠刺激综合征等。

2. **心血管系统** 常见疾病：①原发性高血压和低血压。②冠心病。③阵发性心动过速、心动过缓。④雷诺病。⑤心脏神经官能症等。

3. **呼吸系统** 常见疾病：①支气管哮喘。②过度换气综合征。③心因性呼吸困难。④神经性咳嗽、喉头痉挛等。

4. **内分泌代谢系统** 常见疾病：①糖尿病。②甲状腺功能亢进或低下。③肥胖症。④心因性多饮。⑤尿崩症等。

5. **神经系统** 常见疾病：①偏头痛、紧张性头痛。②自主神经失调症。③神经性尿频。④书写痉挛、口吃等。

6. **泌尿生殖系统** 常见疾病：①性功能障碍（性欲减退、性欲高涨等）。②神经性多汗症。③激惹性膀胱炎。④慢性前列腺炎等。

7. **骨骼肌肉系统** 常见疾病：①慢性关节炎。②腰背痛。③局部肌肉痉挛等。

8. **皮肤科** 常见疾病：①荨麻疹。②皮肤瘙痒症。③湿疹。④牛皮癣等。

9. **妇产科** 常见疾病：①功能性子宫出血。②月经失调症。③心因性不孕症等。

10. **其他** 肿瘤、过敏性疾病等。

四、诊断与治疗

（一）诊断

心身疾病是心理因素和情绪反应在病因中起主导作用。

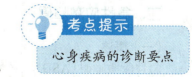

考点提示

心身疾病的诊断要点

因此,心身疾病的诊断不仅要通过体格检查做出躯体诊断,还要发现患者心理社会因素的作用,做出全面的正确诊断。

心身疾病的诊断需遵循疾病诊断的一般步骤,如病史采集、体格检查、心理检查、实验室检查等。还需满足下列条件:①有明确的器质性病理过程及临床症状、阳性体征、特异的实验室检查发现。②病程中有下列部分或全部特点:患者具有一定的遗传素质、性格特点或心理缺陷;存在心理社会刺激因素;起病与心理社会紧张有密切关系;病程的发展与转归和刺激有平行关系;或许存在儿童早年特殊创伤性心理体验。③神经症性障碍、心因性精神障碍、精神障碍不属于心身疾病的范畴。④单纯生物医学的治疗措施收效甚微。

(二)治疗

在明确诊断的基础上,心身疾病应采取心身相结合的治疗原则,进行综合治疗。

1. 心理治疗 精神分析疗法、认知疗法、行为疗法等。

2. 对躯体疾病的治疗 药物治疗、手术治疗及物理治疗等。

3. 精神障碍的药物治疗 可选用疗效确切、副作用小的药物来控制过度的心理生理反应。

4. 环境治疗 因家庭、工作因素所致发病者,必要时让患者更换环境或住院。

5. 支持疗法 维持水、电解质平衡,充足的营养供应等。

第二节 应激相关障碍

病例

王某,男,40岁,四川省汶川县人,私企文员。2008年5月12日发生地震时,王某在三楼上班,安全转移后,亲眼目睹地震的惨重伤亡场面。在临时安置点入住后,他寝食难安,脑海里不断闪现地震的惨况,表情惊恐,大叫"救命",稍有动静就大叫"地震了,快跑!"随即冲出门外。夜晚难以入睡,经常梦到地震场景,常在梦中惊醒。拒绝参加救援工作,拒绝与人谈论有关地震的话题,不断要求转移到成都去。

请问:1. 该患者患病的主要因素是什么?

2. 如何进行疾病诊断与治疗?

一、概述

应激相关障碍是指一组主要由社会、心理或环境因素引起异常心理反应所导致的精神障碍,又称反应性精神障碍。

应激相关障碍的常见临床类型:急性应激障碍、创伤后应激障碍和适应障碍。

> **考点提示**
>
> 应激相关障碍的概念

二、急性应激障碍

(一)概述

急性应激障碍(ASD) 又称为急性应激反应,是指以急剧、严重的精神刺激作为直接原因，患者在受刺激后立即（通常在数分钟或数小时内）发病，表现有强烈恐惧体验的精神运动性兴奋，或者为精神运动性抑制，甚至木僵。如应激源被消除，症状往往历时短暂，几天至一周内完全恢复，预后良好，缓解完全。

（二）临床表现

1. 典型症状　受到急剧、严重的精神打击后，1小时之内发病。大多数患者初期目光呆滞、表情茫然，少语少动，呼之不应，情感迟钝，对外界刺激无反应，甚至出现亚木僵或木僵状态，历经数分钟或数小时后恢复正常，或进入意识蒙眬状态，出现定向障碍，对周围事

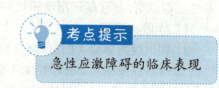

考点提示

急性应激障碍的临床表现

物不能清晰地感知，偶有片言只语，但内容零乱，表情紧张恐怖，动作杂乱、无目的，或躁动不安、冲动毁物。事后不能全部回忆。

2. 急性应激性精神病　指由强烈并持续一定时间的心理创伤性事件直接引起的精神病性障碍，以妄想、严重情感障碍为主，症状的内容与应激源密切相关，较易被人理解。适当治疗，预后良好，恢复后精神正常，一般没有人格缺陷。

3. 急性心因性抑郁状态　指在强烈的精神刺激下，出现情绪兴奋、言语过多、欣快，有夸大特点，内容与精神因素有关，易被人理解，也可出现伤人、毁物，多伴失眠。常伴惊恐障碍的自主神经系统症状。

上述症状可混合出现，也可单独出现。

（三）诊断与鉴别诊断

1. CCMD-3中急性应激障碍的诊断标准

（1）症状学标准：以异乎寻常的和严重的精神刺激为原因，并至少有下列1项：①强烈恐惧体验的精神运动性兴奋，行为有一定的盲目性。②情感迟钝的精神运动性抑制（如反应性木僵），可有轻度意识模糊。

（2）严重程度标准：社会功能严重受损。

（3）病程标准：在受刺激后数分钟至数小时内发病，病程短暂，一般持续数小时至1周，通常在1个月内缓解。

（4）排除标准：排除分离（转换）性障碍、器质性精神障碍、非成瘾物质所致精神障碍及抑郁障碍。

2. 鉴别诊断

（1）分离性障碍：症状丰富多变，常反复发作，且发作有明显的表演性、夸张性、做作性和暗示性。

（2）急性脑器质性综合征：器质性病变，意识障碍有昼轻夜重的特点，常伴有丰富生动的幻觉，以幻视多见，体格检查和实验室检查有异常发现。

（四）治疗

1. 心理治疗　ASD首选心理治疗，心理治疗首选认知行为治疗（CBT）。首要的措施是让患者尽快摆脱创伤环境，避免进一步的刺激。对患者进行解释性心理治疗和支持性心理治疗，帮助患者建立有力的心理应激应对方式。

2. 药物治疗　主要是急性期的对症治疗，抑郁、焦虑、激越性兴奋或急性精神病性症状的患者，给予适当的抗精神病药物，可较快地缓解症状，有利于心理治疗的开展。

三、创伤后应激障碍

（一）概述

创伤后应激障碍（PTSD），也称延迟性心因性反应，是由于受到异乎寻常的威胁性、灾难性心理创伤，导致延迟出现和长期持续的精神障碍。

（二）临床表现

1. 闯入性再体验　PTSD 最具特征性的表现是在重大创伤性事件发生后，患者控制不住地回想受创伤的经历，反复发生错觉、幻觉或幻想形式的创伤性事件重演的生动体验，反复出现创伤性内容的噩梦，即反复而痛苦地梦及此事件。这种闯入性重新体验，称"闪回"。当面临类似情境、旧地重游或目睹遗物，可产生"触景生情"式的精神痛苦。

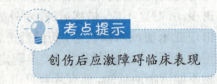

2. 持续性警觉增高　表现为睡眠障碍，如难以入睡、易惊醒，注意力集中困难，易受惊吓、坐立不安，遇到类似事件和场合可产生明显的心理反应，如面色苍白、心跳加快、出汗等。

3. 持续性回避　对一般事物反应麻木，与人疏远，对亲人情感变淡，有脱离他人或觉得他人很陌生的感受。努力避免有关此创伤的思想、感受、谈话，或避免促使回忆此创伤的活动、地点或人物。兴趣狭窄，对未来缺乏或丧失信心。

（三）诊断与鉴别诊断

1. CCMD-3 中对创伤后应激障碍的诊断标准

（1）症状学标准

1）遭受对每个人来说都是异乎寻常的创伤性事件或处境（如天灾人祸）。

2）反复重现创伤性体验（病理性重现），并至少有下列 1 项：①不由自主地回想受打击的经历。②反复出现有创伤性内容的噩梦。③反复发生错觉、幻觉。④反复发生触景生情的精神痛苦，如目睹死者遗物、旧地重游等情况下，会感到异常痛苦和产生明显的生理反应，如心悸、出汗、面色苍白等。

3）持续的警觉性增高，至少有下列 1 项：①入睡困难或睡眠不深。②易激惹。③集中注意困难。④过分地担惊受怕。

4）对与刺激相似或有关情境的回避，至少有下列 2 项：①极力不想有关创伤经历的人与事。②避免参加能引起痛苦回忆的活动，或避免去能引起痛苦回忆的地方。③不愿与人交往、对亲人冷淡。④兴趣范围变窄，但对与创伤经历无关的某些活动仍有兴趣。⑤选择性遗忘。⑥对未来失去希望和信心。

（2）严重程度标准：社会功能受损。

（3）病程标准：精神障碍延迟发生（即在遭受创伤后数日至数月后，罕见延迟半年以上才发生），符合症状标准至少已 3 个月。

（4）排除标准：排除情感性精神障碍、其他应激障碍、神经症性障碍、躯体形式障碍等。

2. 鉴别诊断

（1）其他应激相关障碍：适应障碍是一般性应激事件，而不是创伤性的事件。急性应激障碍与创伤后应激障碍的主要区别是前者起病时间短，多在事件发生后的一小时内，且病程短于 4 周。超过 4 周者应诊断为创伤后应激障碍。

（2）其他精神障碍：①广泛性焦虑障碍：客观上不存在某种威胁、危险，不存在与创伤性事件相关联的闯入性回忆与梦境，没有针对特定主题或场景的回避。②抑郁障碍：无闯入性回忆与梦境，也没有针对特定主题或场景的回避。创伤后应激障碍可同时存在焦虑和抑郁。

（四）治疗

1. 心理治疗 PTSD 的心理治疗可分为三大类：①焦虑处理：有放松训练、呼吸训练、思维训练、自信训练等。②认知治疗：帮助患者通过改变各种不合理的假设、信念，改善情绪和功能。③暴露疗法：让患者面对与创伤有关的特定的情境、人、物体，反复暴露可以使患者认识到其害怕的场景不再危险。

2. 药物治疗 治疗各个时期 PTSD 最常见的选择。选用的药物包括抗抑郁剂、抗焦虑剂、抗惊厥药物、锂盐等。

四、适应障碍

适应障碍是指在明显的生活改变或环境变化时产生的、短期的和轻度的烦恼状态和情绪失调，常有一定程度的行为变化等，但并不出现精神病性症状。

（一）临床表现

多在应激性生活事件发生后 1～3 个月内发病，症状有抑郁、焦虑、烦恼、失眠、应激相关的躯体功能障碍，社会功能受损等。以抑郁为主者，表现为情绪低落，兴趣索然，自责，无望、无助，伴睡眠障碍、食欲下降和体重减轻等。以焦虑为主者，表现为焦虑不安，忧心忡忡，心悸，呼吸深快等。以品行障碍为主者，常见于青少年，表现为说谎、逃学、离家出走、网瘾、物质滥用、性滥交、斗殴及盗抢等。儿童常表现为遗尿、吸吮手指等退行性行为以及躯体症状（如无故腹部不适等）。

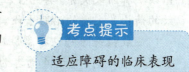
考点提示

适应障碍的临床表现

（二）诊断与鉴别诊断

1. CCMD-3 中对适应障碍的诊断标准

（1）症状标准

1）明显的生活事件为诱因，尤其是生活环境或社会地位的改变（如移民、出国、入伍、退休等）。

2）有理由推断生活事件和人格基础对导致精神障碍起重要作用。

3）以抑郁、焦虑、害怕等情感症状为主，并至少有下列 1 项：①适应不良的行为障碍，如退缩、不注意卫生、生活无规律等。②生理功能障碍，如睡眠障碍、食欲减退等。

4）存在情感性精神障碍（不包括妄想和幻觉）、神经症性障碍、应激障碍、躯体形式障碍或品行障碍的各种症状，但不符合上述障碍的诊断标准。

（2）严重程度标准：社会功能受损。

（3）病程标准：精神障碍开始于心理社会刺激（但不是灾难性的或异乎寻常的）发生后 1 个月内，符合症状标准至少已 1 个月。应激因素消除后，症状持续一般不超过 6 个月。

（4）排除标准：排除情感性精神障碍、应激障碍、神经症性障碍、躯体形式障碍及品行障碍等。

2. 鉴别诊断

（1）急性应激障碍：两者的鉴别主要在于临床表现和病程。急性应激障碍发病迅速，以精神运动性兴奋或精神运动性抑制为主要表现，可伴有一定程度的意识障碍。急性应激障碍缓解较快，一般病程为几小时至一周。

（2）创伤后应激障碍：创伤后应激障碍表现为创伤性体验反复重现，并伴有幻觉和错觉，同时可有易激惹、睡眠障碍、惊跳反应等持续性警觉性增高的症状。可伴回避、避免重现和不愿与人接触等表现。

（3）人格障碍：适应障碍患者虽有人格障碍，但不是临床相的主要表现。而人格障碍者在幼年时期就已有其明显的表现，且患者并不为其所苦恼。

（三）治疗

治疗以心理治疗，如支持性心理疗法、短程动力疗法、认知行为疗法等为主，采取个别指导、家庭治疗和社会支持等方式。

药物治疗只用于情绪障碍较明显的患者。根据具体情况采用抗焦虑和抗抑郁药物等。

本章小结

　　心身疾病主要是由心理因素引起躯体器质性疾病和躯体功能性疾病，包括消化系统、心血管系统、呼吸系统、内分泌代谢系统、神经系统等多系统疾病。心理因素和躯体疾病有因果关系，再结合社会因素、体格检查，综合分析就能确诊。心理治疗结合有效的药物是主要的治疗手段。

　　应激相关障碍包括急性应激障碍、创伤后应激障碍和适应障碍。急性应激障碍的病程短于4周，超过4周者为创伤后应激障碍。适应障碍由一般性事件引起，而急性应激障碍和创伤后应激障碍是由创伤性事件引起。采取心理与药物综合治疗，以心理治疗为主。

（马　红　周云燕）

 目标测试

A3/A4 型题

（1~2题共用题干）

杨先生，30岁。自从事服务工作后，出现多梦、早醒、入睡困难，脾气古怪，时而暴躁，时而沉默无语，十分苦恼。

1. 该患者的诊断是
  A. 心理障碍   B. 人格障碍   C. 应激障碍
  D. 创伤障碍   E. 适应障碍

2. 此病最易发生的时间
  A. 1个月内起病不超过6个月 B. 2个月内起病不超过6个月
  C. 1个月内起病不超过5个月 D. 2个月内起病不超过5个月
  E. 2个月内起病超过6个月

（3~4题共用题干）

李女士，22岁，四川汶川人。李女士亲眼目睹母亲在地震中死亡，无法忘怀，整日自言自语，或不言不语，精神受到极大刺激。

3. 这是
   A. 癔症
   B. 神经症性障碍
   C. 生理障碍
   D. 急性应激障碍
   E. 精神障碍

4. 下列哪一项是该病的显著特点
   A. 发病急
   B. 与心理因素无关
   C. 发病过程长
   D. 留下后遗症
   E. 清醒后不能回忆

第十章　人格障碍、心理因素相关生理障碍与性心理障碍

 学习目标

1. 掌握：人格障碍的共同特征、常见类型；进食障碍、睡眠障碍的临床表现；性心理障碍的常见类型。
2. 熟悉：人格障碍与性心理障碍的诊断和治疗。
3. 了解：人格障碍与性心理障碍的病因及发病机制。

第一节　人格障碍

 病例

雷某，男，32岁，会计师。自读初中开始，他的任何东西都要求放在固定的位置，不能有一丝一毫的改变，也不许别人触碰他的东西，如禁止别人坐他的凳子、使用他的电脑等。他没有朋友，和同事也从不交流，别人的事情也漠不关心。近3个月来，他紧张不安、失眠，无法正常工作。入院查体：生命体征正常，心、肺、腹无异常。实验室检查、心电图、脑CT检查无异常发现。精神检查：意识清晰，焦虑，无抑郁表现。

请问：1. 该患者有哪些精神症状？
2. 如何进行疾病诊断与治疗？

人格障碍是指明显偏离正常且根深蒂固的行为方式，具有适应不良的性质，其人格在内容、性质或整个人格方面异常。人格障碍者给人以与众不同的特异感觉，在待人接物方面表现突出。通常开始于童年、青少年或成年早期，并一直持续到成年乃至终生。部分患者在成年后有所缓解。

一、病因

（一）生物学因素

1. 遗传因素　家系调查资料提示患者亲属中人格障碍的发病率比普通人群高。

2. 神经生化因素 研究发现人类行为和情绪的改变与脑内 γ- 氨基丁酸、5- 羟色胺、多巴胺等神经递质及其受体的改变有关。

3. 病理生理因素 研究发现人格障碍是大脑发育成熟延迟的表现。

（二）心理社会环境因素

1. 心理发育因素 幼儿心理发育过程中遭受精神创伤，对人格形成有重大影响。常见的有：①婴幼儿时期，父爱或母爱被剥夺。②被遗弃或受继父、继母的歧视。③亲人过度溺爱。④幼儿与青少年期受虐待，导致仇恨与敌视他人或社会。⑤父母、照顾者或老师教育方法失当或期望过高，过分强迫、训斥造成精神压力或逆反心理。⑥父母品行不良。

2. 社会生活环境因素 重大精神刺激或生活挫折，家庭、学校教养方式不当，社会上的不正之风，扭曲的价值观念，不良的生活环境，结交具有品行障碍的"朋友"，对人格障碍的形成往往起到重要作用。

二、人格障碍的共同特征

1. 人格障碍开始于童年、青少年或成年早期，并持续到成年甚至终生。无明确的起病时间。

2. 可能有脑功能损害，但未发现神经系统病理变化。

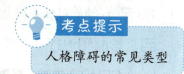
考点提示
人格障碍的共同特征

3. 人格显著偏离正常，行为模式与众不同，人格障碍主要表现为情感和行为异常，如情绪不稳，易激惹、情感肤浅或冷酷无情。行为缺乏目的性、计划性和完整性，常受本能欲望或偶然动机驱使，自制力差。

4. 人格障碍患者的意识状态、智力无明显缺陷，一般无幻觉和妄想。

5. 多数人格障碍者对自身人格障碍无自知力，不能吸取经验教训，常犯同样的错误。

6. 人格障碍者一般能应付日常工作和生活，知道自己行为的后果，也理解社会对其行为的评价，伴痛苦体验。

7. 各种医疗方法、劳教、服刑、说服、教育等措施对人格障碍治疗效果欠佳。

三、常见类型

（一）偏执型人格障碍

以猜疑和偏执为主要特点。表现出猜疑、不信任或者怀疑他人忠诚，易产生病理性嫉妒，对挫折和拒绝特别敏感，易发生争执和仇恨，过分警惕与防卫，将挫折和失败归

考点提示
人格障碍的常见类型

咎于他人，人际关系不良。易受委屈，评价自己过高，自命不凡，总感到自己怀才不遇、被迫害，甚至沉湎于诉讼，对他人的诉讼更不能宽容。

（二）分裂样人格障碍

以观念、外貌和行为的奇特，人际关系的明显缺陷和情感冷淡为主要特点。性格内向、被动、退缩，与家庭和社会疏远。言语松散、离题。爱幻想、脱离现实，信念奇异。面部表情呆板，对人冷淡，甚至不通人情。常不修边幅，行为古怪、奇特，不合时宜。

（三）冲动型人格障碍

又称暴发型或攻击型人格障碍。以情绪和行为具有明显的冲动性为主要特点。情感不稳、易激惹，易与他人发生冲突。激情发作时，对他人做出攻击性行为，可有自杀、自伤。人际关系强烈而不稳定，时好时坏，没有持久的朋友。日常生活和工作中，冲动，缺乏目的性、

计划和安排，做事虎头蛇尾。

（四）强迫型人格障碍

以过分要求严格与完美为主要特点。对任何事物要求过严、过高，循规蹈矩，按部就班，不容改变，否则感到焦虑不安。生活程序化，拘泥细节，常有不安全感，主观、专制、固执，甚至要求别人按照其方式生活，遇到问题需要解决时常犹豫不决，常过分节俭，甚至吝啬。工作常缺乏愉快和满足的内心体验。

（五）表演型人格障碍

以高度的自我为中心、过分情感化或夸张的言语和行为吸引他人注意为主要特点。情感肤浅，反应强烈易变，常按自己的喜好判断事物的好坏。易受暗示。爱幻想，爱表现，行为夸张。在外貌和行为方面表现过分。常渴望表扬，爱撒娇、任性。自我中心，主观性强，强求别人符合其意愿，不如意则强烈不满。喜欢寻求刺激或过多地参加各种社交活动。

（六）反社会型人格障碍

以行为不符合社会规范、经常违法乱纪、对人冷酷无情为主要特点。往往在 18 岁以前就出现品行问题，如经常说谎、逃学、偷窃、斗殴、吸烟、酗酒、赌博、欺侮弱小、夜不归宿，无视家教、校规、社会道德，甚至出现性犯罪行为，或被公安管教等。缺乏正常人的情感，如善良与同情、焦虑与罪恶感等，常有冲动行为，且不吸取教训，无法无天。成年后仍不改，行为不符合社会规范，甚至违法乱纪，冷酷无情，缺少道德观念，极端自私，常令家人、亲友感到痛苦或憎恨。罪行特别严重、作案手段残酷、犯罪情节恶劣的罪犯中，相当一部分属于此种类型人格障碍。

（七）焦虑（回避）型人格障碍

以一贯感到紧张、提心吊胆、不安全及自卑为特征。表现为持续的紧张和忧虑，无法接受别人对自己的批评、指责或拒绝，自我评价低，经常夸大日常处境中的潜在危险，回避某些活动和社交。

（八）依赖型人格障碍

以过分依赖别人、害怕被抛弃和决定能力低下为特征。患者觉得自己无能，无法对自己的事情做决定，惧怕所依赖的人抛弃自己。为能紧靠依赖的人，宁愿委曲求全，放弃自己的个性、想法，独处时总感到不舒服或无助。

四、诊断和治疗

（一）CCMD-3 中对人格障碍的诊断标准

1. 症状学标准　个人的内心体验与行为特征（不限于精神障碍发作期）在整体上与其文化所期望和所接受的范围明显偏离，这种偏离是广泛、稳定和长期的，并至少有下列 1 项：

（1）认知（感知及解释人和事物的偏高，由此形成对自我及他人的态度和形象的方式）的异常偏离。

（2）情感（情感唤起和反应的范围、强度）的异常偏离。

（3）控制冲动及对满足个人需要的异常偏离。

（4）人际关系的异常偏离。

2. 严重程度标准　特殊行为模式的异常偏离，使患者或他人（如家属）感到痛苦或社会适应不良。

3. 病程标准　开始于童年、青少年期，现年 18 岁以上，至少已持续 2 年。

4. 排除标准　人格特征的异常偏离，并非躯体疾病或精神障碍的表现或后果。

（二）治疗

1. 药物治疗　焦虑明显者可选用苯二氮䓬类抗焦虑药，伴有脑电图改变的暴发型人格障碍可予抗癫痫药，碳酸锂对有冲动或攻击行为者有效。

2. 心理治疗　可采用分析性治疗、认知治疗、行为治疗、家庭治疗等方法，帮助患者建立良好的行为模式，矫正不良习惯。

3. 教育和训练　如有危害社会的行为，收容于工读学校和劳动教养机构矫正其行为。

4. 精神外科治疗　颞叶切除或立体定向手术可改善一些人格障碍的表现，但应严格掌握适应证。

第二节　心理因素相关生理障碍

 病例

　　小林，女，16岁，学生。一年前参加学校舞蹈队后，总觉得自己体形过胖，虽然家人及同学都认为她体形苗条。于是小林开始主动节食，不吃主食及肉类，只吃蔬菜及零食，食量偏少，且经常食后自行诱吐、过度运动，使体重显著下降，渐出现食后腹胀、厌食，毛发脱落，怕冷、便秘，甚至闭经，自觉生活没有乐趣，生无可恋。既往体健，无同类家族史。查体：慢性病容，营养不良，体重显著低于标准体重。皮肤弹性差、毛发干燥粗糙，乳房发育不良，阴毛、腋毛稀少，手足冰凉。神经系统检查正常。心电图检查：窦性心动过缓。B超：子宫、卵巢缩小。

　　请问：1. 医师对小林如何进行精神检查？

　　　　　2. 如果您是小林的主治医师，将如何进行诊断与治疗？

心理因素相关生理障碍是指以心理、社会因素为主要病因，以生理障碍为主要临床表现的一组疾病。包括三类：进食障碍、非器质性睡眠障碍和非器质性性功能障碍。

一、进食障碍

进食障碍是指在心理因素、社会因素与特定的文化压力等因素交互作用下导致的进食行为异常，主要包括：神经性厌食、神经性贪食和神经性呕吐等。

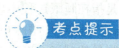 **考点提示**

进食障碍的类型及其特点

（一）神经性厌食

神经性厌食是指有意节制饮食，导致体重明显低于正常标准的一种进食障碍。

其核心症状是对"肥胖"的恐惧和对形体的过分关注。患者即使已骨瘦如柴，仍觉得自己肥胖，强烈害怕体重增加而不肯进食并拒绝治疗。患者对食物有严格的挑选，常采用过度运动、诱吐、服泻药等方法避免体重增加。部分患者伴有暴食发作或抑郁情绪，当患者体重下降并明显低于正常标准时，可导致各种生理功能的改变，如营养不良、代谢和内分泌功能紊乱（如闭经）或躯体功能紊乱，甚至死亡。

治疗的措施包括纠正营养不良、增加体重、心理治疗和药物治疗等。纠正营养不良和水电解质平衡可静脉补充营养，尽快恢复体重。心理治疗可采用认知疗法、行为治疗、家庭治疗等。认知疗法的主要目的是改变不良认知，消除过分怕胖的观念，改善患者对进食、体重和躯体形象的曲解认识。行为治疗常采用系统脱敏、标记奖励等方法，矫正不良进食行为。患者体重的增加宜循序渐进，以每周 1.0～1.5kg 为宜。最好与患者一起制订饮食计划，并因人而异随时修改。家庭治疗主要是调整家庭成员的相互关系，改变不良的家庭模式。药物治疗针对某些患者存在的抑郁、焦虑情绪进行治疗。

（二）神经性贪食

神经性贪食是指具有反复发作的不可抗拒的摄食欲望，或多食、暴食行为，进食后又因担心发胖而采用各种方法以减轻体重，使得体重变化并不一定明显的一种进食障碍。

表现为反复出现发作性的暴食，不可控制的进食欲望。为避免体重增加，常反复采用不适当的代偿行为，如自我诱吐、滥用泻药、间歇进食、使用厌食剂等。暴食与代偿行为长时间持续，可造成水、电解质紊乱，常见的有低血钾、低血钠、代谢性碱中毒、代谢性酸中毒等，常伴情绪低落。

治疗方法是纠正营养状况，控制暴食行为，建立正常进食模式。心理治疗可采用认知疗法、行为疗法、生物反馈疗法及家庭治疗等。辅以药物治疗如氟西汀，对暴食伴情绪障碍的患者效果较好。躯体支持治疗可针对不同并发症进行对症处理。

（三）神经性呕吐

神经性呕吐，又称心因性呕吐，是指进食后出现自发地或故意地诱发反复呕吐，多数无害怕发胖和减轻体重的想法，呕吐后可再进食或边吐边吃。患者的人格特点常为表演型人格，表现为自我中心、爱表现自己、易受暗示等，通常在遭遇不良刺激后发病。

发病常与心理社会因素有关，如心情不愉快、心理紧张、内心冲突等，无器质性病变。临床诊断以自发的或故意诱发的，反复发生于进食后的呕吐，呕吐物为刚吃进的食物，体重减轻不明显（体重保持在正常平均体重值的 80% 以上），呕吐几乎每天发生，并至少已持续1个月。另外需排除分离性障碍、神经症性障碍及躯体疾病导致的呕吐。

治疗方面主要采用认知行为疗法。小剂量抗抑郁药物和抗精神病药物对部分患者也有效。

二、睡眠障碍

睡眠障碍是指在睡眠过程中出现的各种心理行为的异常表现。通常分为四大类：失眠（睡眠的启动与维持困难）、嗜睡（白天过度睡眠）、睡眠-觉醒节律障碍（24 小时睡眠-觉醒周期紊乱）、睡眠异常（睡行症、夜惊、梦魇）。

（一）失眠症

失眠症是指在睡眠环境良好的情况下，睡眠的始发和维持障碍，导致睡眠的质和量不能满足个体正常需要。主要表现为入睡困难、睡眠浅、多梦、早醒或醒后难以入睡等，醒后感觉不适，疲乏困倦，白天思睡等。长此以往，患者因担心失眠而恐惧，甚至出现焦虑不安、抑郁等负性情绪，并影响社会功能。至少每周发生3次，持续1个月或以上可确诊。

治疗方法主要有认知疗法、行为疗法及药物治疗。药物治疗主要使用苯二氮䓬类，应注意短期使用，避免形成药物依赖。

（二）嗜睡症

嗜睡症又称原发性过度睡眠，是指白天睡眠过多，或反复短暂睡眠发作，或觉醒维持困难，常不分场合，甚至在需要十分清醒的情况下，也出现不同程度、不可抗拒的入睡。常出现认知和记忆功能障碍,如记忆减退,思维能力下降,学习新事物困难,甚至意外事故发生率增加。过多睡眠可导致社交、职业或其他重要功能受损。几乎每天发生,至少持续1个月。排除睡眠不足、药物、酒精、躯体疾病、某些精神障碍(如抑郁障碍)所致。

治疗首先对因治疗,其次是药物治疗。白天嗜睡可采用小剂量中枢兴奋剂。夜间适当加服短效安眠药。还可进行行为治疗。

(三)睡眠-觉醒节律障碍

睡眠-觉醒节律障碍是指睡眠-觉醒节律与常规不符而引起的睡眠紊乱。睡眠-觉醒节律与环境和大多数人所要求的节律不一致,使患者在主要的睡眠时段内失眠,在该清醒的时段嗜睡,多伴苦恼、忧虑或恐惧心理,并引起社会功能受损。几乎每天发生,并至少持续1个月。排除躯体疾病或精神障碍(如抑郁障碍)导致的继发性睡眠-觉醒节律障碍。

治疗方面主要是调整患者入睡和觉醒的时间,恢复正常节律。可逐步调整或一次性的调整,立刻达到正常作息时间,并需不断巩固、坚持下去,也可辅以药物治疗巩固效果。

(四)睡眠异常

1. 睡行症 又称梦游症,是指患者在睡眠中突然起床在室内或户外行走,或做一些简单的活动,然后自行上床再入睡。常于入睡后2~3小时内发生,持续数分钟至半小时,完全清醒后无回忆。男孩多见,可伴有夜惊症及遗尿症,发生于非快眼动(NREM)睡眠阶段。

治疗方面以预防伤害为主,勿在患者卧室及其活动路线放置危险物品。发作频繁者可选择镇静催眠类药物。

2. 夜惊 常见于儿童的睡眠障碍,反复出现于入睡后2~3小时内,突然坐起、尖叫、呼喊或哭闹,伴惊恐的表情和动作,可有心动过速、呼吸急促、出汗、皮肤潮红等自主神经系统兴奋的症状。发生于NREM睡眠阶段。诊断时需排除器质性疾病(如痴呆、脑瘤、热性惊厥、癫痫等)导致的继发性夜惊发作。

治疗与睡行症相似。主要减少引起夜惊的相关心理社会因素,部分患者可使用镇静药物和抗抑郁药物治疗,辅以心理治疗。

3. 梦魇 指在睡眠中被噩梦突然惊醒,引起恐惧不安、心有余悸的睡眠行为障碍。梦境通常涉及对生存、安全或自尊的威胁,醒后仍处于惊恐之中,能详细回忆梦中的恐怖内容,可伴自主神经兴奋症状。发生于快眼动(REM)睡眠阶段。

偶尔发生梦魇不需特殊处理。对发作频繁者,应予以干预。首先,应对因处理,如睡前不看恐怖性书籍和电影,缓慢停用镇静安眠药,睡前放松调整睡姿,以保证良好睡眠。由生活应激事件引起的梦魇应采用心理治疗的方法。

第三节 性心理障碍

病例

张某,男,20岁,北京某大学学生。性格内向,不善于和女生交往,多次于天黑前或晨起锻炼时对正在读书或路过的女生露出生殖器,女生受到惊吓而自感快乐。某日课间操他一人爬上教学楼顶上,见仅有一名女生,便掏出生殖器。该女生呼救,张某被保安抓获,被送入医院就诊。入院查体:体温、血压正常,呼吸、脉搏稍快,出汗多,其他检查无异常。精神检查：意识清楚，情绪紧张。实验室检查、心电图、脑电图、脑CT检查未发现异常。经司法精神病学鉴定诊断为性心理障碍(露阴症)。

请问：1. 引起张某这种行为表现的因素有哪些？

2. 将如何对张某进行有效的治疗？

性心理障碍又称性变态，泛指以两性性行为的心理和行为明显偏离正常，并以这类性偏离作为性兴奋、性满足的主要或唯一方式为主要特征的一组精神障碍。一般的精神活动无明显异常。

性心理障碍临床上包括三种类型：性身份障碍(易性症)、性偏好障碍(恋物症、异装症、露阴症、窥阴症、摩擦症、性施虐症与性受虐症)和性指向障碍(同性恋)等。

性心理障碍大多性格内倾，多数患者社会适应良好。多数患者性欲或性能力低下，甚至不能进行正常的性生活，家庭关系不和谐，甚至破裂。具备正常人的道德观念，对寻求性欲满足的异常行为方式有充分的辨认能力，事后多有愧疚，却难以自控。

一、病因

1. 生物学因素 有关研究中发现少数患者内分泌异常或性染色体畸变。

2. 心理因素 弗洛伊德认为，性变态与其性心理发展过程中遇到挫折走向歧途有关。有些父母有意无意地引导孩子向异性发展。

3. 社会因素 性心理障碍的产生和社会文化背景有一定的关系。

二、常见类型

(一) 性身份障碍

性身份障碍主要指易性症，即性别认同发生障碍。患者对自身性别的认定与解剖生理上的性别特征相反，并对自身性别呈持续厌恶的态度，且有改变自身性别的解剖生理特征以达到转换性别的强烈愿望(如使用手术

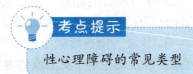

考点提示

性心理障碍的常见类型

或异性激素)，其性爱倾向纯粹为同性恋。多起始于儿童阶段，可发生抑郁障碍或自杀，预后不良。

(二) 性偏好障碍

1. 恋物症 在强烈的性欲望和性兴奋的驱使下，反复收集异性所使用的物品。所恋物品多为直接与异性身体接触的贴身用物。抚摸、嗅闻这类物品伴手淫，或在性交时由自己或由性对象手持此物可以获得满足，几乎仅见于男性，有相当部分是单身或孤独的男性。

恋物症患者所眷恋的物品常有女性的胸罩、内衣、内裤、手套、手绢、鞋袜、饰物。对异性本身并无特殊的兴趣，一般不会出现攻击行为。

2. 异装症 恋物症的一种特殊形式，表现为对异性衣着特别喜爱，反复出现穿戴异性服饰的强烈欲望并付诸行动，由此引起性兴奋。异装症患者并不要求改变自身性别的解剖生理特征，对自身性别的认同并无障碍。大多数人有正常的异性恋关系，性爱指向是正常的。

3. 露阴症 该症特点是反复多次在陌生异性毫无准备的情况下，暴露自己的生殖器以

达到性兴奋的目的,有的继以手淫,但无进一步性侵犯行为施加于对方。该症患者几乎是男性,大部分露阴者性功能低下或缺乏正常性功能,有的明确表示对性交不感兴趣,中老年患者居多。他们个性多内倾,露阴之前有逐渐增强的焦虑紧张体验。时间多在傍晚,并与对方保持安全距离,以便逃脱。当对方感到惊吓、恐惧或耻笑辱骂时,感到性的满足。情景越惊险紧张,患者的性满足也越强烈。露阴行为的受害者一般为16岁以上的女性。

4. 窥阴症 一种反复多次地窥视他人性活动、亲昵行为或异性裸体作为自己性兴奋的偏爱方式。患者对窥视有强烈渴望,有的在窥视当时手淫,有的事后通过回忆手淫,达到性满足。窥阴症以男性多见,患者往往控制不住冲动,通过厕所、浴室、卧室的窗户孔隙等进行窥视。他们并不企图性交,一般不会有攻击和伤害行为。

5. 摩擦症 指男性在拥挤的场合或乘对方不备,伺机以身体的某一部分(常为阴茎)摩擦和触摸女性身体的某一部分以达到性兴奋之目的。

6. 性施虐症与性受虐症 在性生活中,向性对象施加肉体上或精神上的痛苦,作为达到性满足和偏爱方式者为性施虐症;相反,在性生活中,要求对方施加肉体上或精神上的痛苦,作为达到性满足与偏爱方式者为性受虐症。性施虐症绝大多数见于男性,鞭打、绳勒、撕割对方躯体,在对方的痛苦之中感受性的快乐。

(三)性指向障碍

性指向障碍有多种表现形式,常见形式为同性恋。同性恋者到青春期后性爱倾向明朗化,他(她)们对同性开始感兴趣,产生爱慕之心。多数同性恋之间有具体的性行为,在男性中有几种表现形式:①口腔 - 生殖器接触。②相互手淫,互相取乐。③肛门性交。女性除了口腔生殖器接触相互手淫之外,往往采取拥抱、阴部相互摩擦、使用人工阴茎或类似于阴茎的物体。越来越多的国家倾向于不把同性恋列为病态。ICD-10没有将同性恋纳入诊断标准,而是作为伴随情况列出。DSM-Ⅳ也不再将同性恋诊断为精神障碍。

三、诊断与治疗

(一)诊断

主要依据详细的病史、生活经历和临床表现。排除躯体器质性病变,检查有关性激素及有无染色体畸变等的情况下,如具有以下性心理障碍的共同特征可以确诊。

1. 性冲动行为异常表现,这种行为较固定和不易纠正。

2. 患者具有对行为的辨认能力,行为后果对个人及社会可能带来损害,但不能自我控制。有时迫于法律及舆论的压力,可出现暂时的回避行为。

3. 除了单一的性心理障碍所表现的变态行为外,一般社会适应良好,无人格障碍和智能障碍。

(二)治疗

1. 正面教育 明确指出某些行为的危害性,有些行为违反现行法律、道德、文化风俗习惯,而且就业、升学等各方面面临严重问题,教育患者通过意志克服其性偏离倾向。

2. 心理治疗 引导患者正确理解和领悟并进行自我心理纠正。多倾诉交流,多到户外亲近大自然或参加社会上的治疗性团体组织的活动,适当的劳动,转移思想。有计划、有系统的控制和改善其偏离的行为。

3. 厌恶治疗 同性恋的患者让其看同性恋的图像和录像的同时,给予厌恶性的刺激。恋物症的患者同样可采取厌恶治疗。

4. 手术改变性别 变性手术复杂,难度较大,费用较高,手术效果也不肯定,且术后激素替代治疗有诸多不良反应。从心理学方面讲,术前患者自己不能接受自己,术后社会难以接纳他们。有些人手术后不得不隐姓埋名异地生活,因此手术应慎重。

📖 本章小结

人格障碍常见类型有偏执型、分裂样、冲动型、强迫型、表演型、反社会型、焦虑(回避)型、依赖型等。诊断以 CCMD-3 为标准。治疗方法有药物治疗、精神治疗、精神外科治疗等。

心理因素相关生理障碍包括进食障碍、非器质性睡眠障碍和非器质性性功能障碍。进食障碍包括神经性厌食、神经性贪食和神经性呕吐。睡眠障碍包括失眠症、嗜睡症、睡眠-觉醒节律障碍、睡行症、夜惊、梦魇等。

性心理障碍临床上包括三种类型:性身份障碍(易性症)、性偏好障碍(恋物症、异装症、露阴症、窥阴症、摩擦症、性施虐与性受虐症)和性指向障碍(同性恋)等。

(马 红)

 目标测试

A2 型题

1. 王女士,25 岁,喜欢化妆。近年来,每次画完眉毛后,总感觉不符合自己的心意,反反复复画个没完,花费很多时间,达不到自己满意的状态时就不停地照镜子,对自己的眉毛总感觉一高一低。该患者十分苦恼,最可能的诊断是

　A. 分裂样人格障碍　　　　　　　B. 强迫型人格障碍

　C. 表演型人格障碍　　　　　　　D. 冲动型人格障碍

　E. 偏执型人格障碍

2. 李小姐,21 岁,模特,神经性厌食。该患者的核心症状是

　A. 限制进食　　　　　　　　　　B. 过度运动

　C. 抑郁情绪　　　　　　　　　　D. 自发诱吐

　E. 对"肥胖"的强烈恐惧和对体形的过度关注

3. 陶女士,25 岁,神经性厌食。该患者特征性症状是

　A. 不故意控制进食的欲望　　　　B. 体重显著下降

　C. 不伴间断性暴食　　　　　　　D. 故意节食

　E. 内分泌改变

4. 宋小姐,21 岁,演员,诊断为异装症。该患者的核心症状

　A. 喜欢异性内衣　　　B. 收集异性内衣　　　C. 喜看黄色录像

　D. 说话声音粗　　　　E. 穿男装

A3/A4 型题

(5~6 题共用题干)

刘阿姨,45 岁。近几年,到处告状,原因是:自认为受到"小人"的迫害,有人对其搞"阴谋",经常与人发生争吵,入睡困难、多梦、早醒,使患者十分苦恼。

5. 该患者的诊断是

    A. 分裂样人格障碍   B. 强迫型人格障碍

    C. 表演型人格障碍   D. 冲动型人格障碍

    E. 偏执型人格障碍

6. 下列哪项是该患者的主要表现

    A. 我行我素   B. 入睡困难   C. 敏感多疑

    D. 不能自控   E. 感情冷淡

（7~8题共用题干）

李女士，23岁。在睡眠过程中突然起立、穿衣、行走，或做一些简单的活动。

7. 这是

    A. 嗜睡症   B. 睡行症   C. 失眠症

    D. 梦游症   E. 神游症

8. 下列哪一项不符合此疾病

    A. 分离性障碍也可出现   B. 在睡眠中起床活动

    C. 无言语反应，不易唤醒   D. 发作后可自行回床继续睡眠

    E. 清醒后不能回忆

第十一章　儿童和少年期精神障碍

 学习目标

1. 掌握：儿童少年期精神障碍的临床表现及治疗。
2. 熟悉：精神发育迟滞的等级划分。
3. 了解：儿童少年期精神障碍的病因。

第一节　儿童、少年期心理发育障碍

 病例

☆赵小弟，8岁，小学生。因学习成绩差就诊。在学校，教师反映患儿在课堂上学习认真，但反应很慢，记忆力也很差，常需要教师辅导才能完成课堂作业，在家里也需要母亲辅导才能完成家庭作业。学习成绩每学期均不及格。母亲诉患儿分娩时曾发生脐带绕颈。从小学说话、学走路等较同龄儿童晚。躯体检查无阳性体征。韦氏儿童智力测验智商63。

☆刘阿强，6岁。2岁前发育与同龄儿童无差异。2岁后，母亲发现叫儿子的名字没有反应，常常一个人玩一个瓶盖很长时间，拿走玩弄的瓶盖就哭闹不止，却对动画片没有兴趣。进食固定餐具，只要换用餐具就拒绝进食。对父母的搂抱没有反应，也不主动与亲人或小朋友接触。同时有智力下降。母亲诉生产时曾产程过长。

请问：1. 以上2个病例中的患儿，应进行什么样的疾病诊断？

　　　2. 将如何进行治疗？

儿童时期是个体心理发展的重要阶段，随年龄的增长，适应能力逐渐增强，神经系统功能日益完善。由于各种因素的影响，仍然会产生心理与行为方面的障碍。

心理发育障碍可分为三类：第一类精神发育迟滞，以智力发育低下、社会适应能力低下为主要临床特点；第二类特定性发育障碍，以语言、学习和运动技能等发育延迟为主要临床表现；第三类广泛性发育障碍，以孤独症为代表。本节主要介绍精神发育迟滞和儿童孤独症。

一、精神发育迟滞

精神发育迟滞又称精神发育不全、智能缺陷、智力残疾等，是指个体在中枢神经系统

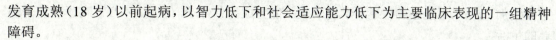

发育成熟（18 岁）以前起病，以智力低下和社会适应能力低下为主要临床表现的一组精神障碍。

（一）流行病学

世界卫生组织（WHO）1985 年报道精神发育迟滞的患病率约为 3%。全国八个省市 0～14 岁儿童，精神发育迟滞的患病率为 1.2%，其中城市患病率 0.70%，农村患病率为 1.41%。

（二）病因

1. 遗传因素

（1）染色体异常：导致精神发育迟滞的常见原因：唐氏综合征（先天愚型）是 G 组第 21 对染色体三体型；先天性卵巢发育不全（Turner 综合征）为女性缺少 1 条 X 染色体；先天性睾丸发育不全（Klinefelter 综合征）是男性 X 染色体数目增多；脆性 X 染色体综合征是患者 X 染色体长臂末端 Xq27 和 Xq28 上有脆性位点。

（2）基因异常：DNA 分子结构异常导致遗传代谢性疾病。其中，苯丙酮尿症、半乳糖血症、戈谢病（高雪病）、家族性黑朦性痴呆、脂质沉积症、粘多糖病、脑白质营养不良等常见。结节性硬化、神经纤维瘤、萎缩性肌强直症、先天性甲状腺功能低下、着色性干皮病等均可导致精神发育迟滞，病因与遗传有关。

（3）先天性颅脑畸形：家族性小脑畸形、先天性脑积水、神经管闭合不全等疾病均可导致精神发育迟滞。

2. 围生期因素　这些因素包括感染（母孕期各种病毒、细菌、螺旋体、寄生虫等感染，如风疹病毒、肝炎病毒、HIV 病毒、梅毒螺旋体等）；药物（如抗肿瘤和水杨酸类药物）；毒物（如铅、汞污染食物或水等）；放射线和电磁波；妊娠期疾病和并发症（如先兆流产，妊娠高血压，妊娠妇女患糖尿病、严重贫血、甲状腺疾病等）；分娩期并发症（如前置胎盘、胎盘早期剥离、脐带绕颈、胎儿宫内窘迫、产程过长、早产等使胎儿颅脑损伤或缺氧）；母亲因素（如母亲妊娠年龄大、营养不良、吸烟、饮酒，遭受强烈或长期的心理应激产生持续的焦虑、抑郁等）；新生儿疾病（未成熟儿、低出生体重儿、母婴血型不合所致核黄疸、新生儿肝炎、新生儿败血症、胎儿颅缝早闭等）。

3. 出生后因素

（1）脑损伤：脑炎、脑膜炎等中枢神经系统感染，颅内出血、颅脑损伤，甲状腺功能低下，重度营养不良，脑缺氧（溺水、窒息、癫痫、一氧化碳中毒、长时间呼吸困难）等。

（2）环境因素：贫困、听觉或视觉障碍，与社会隔离等因素影响智力发育。

（三）临床表现

按照世界卫生组织（WHO）根据智商（IQ）的不同范围将精神发育迟滞分为极重、重、中、轻度四个等级。

1. 轻度　智商在 50～69 之间，在全部精神发育迟滞中占 85%。患儿在幼儿期可表现出智力发育较同龄儿童迟缓，如语言发育延迟，词汇贫乏，理解和分析能力差，对事物的看法比较肤浅。学习困难，学习成绩常常不及格，勉强完成小学学业。患儿能进行日常的语言交流。通过职业训练能从事简单的非技术性的工作。经过职业训练可学会一定谋生技能和家务劳动。

2. 中度　智商在 35～49 之间，在全部精神发育迟滞中占 10%。患儿从幼年开始智力和运动发育明显比正常儿童迟缓，语言功能发育不全，表现为语言含糊不清，虽然能掌握日常生活用语，但词汇贫乏以致不能完整表达意思。略具学习能力，能学会简单的计算，仅为个位数加、减法,不能完成普通小学的学业。能完成简单劳动,但质量不高。可学会自理简单的生活。

3．重度　智商在20～34之间,在全部精神发育迟滞中占3%～4%。患儿出生后即出现明显的发育延缓。经过训练最终能学会简单语句,但不能进行有效语言交流,理解能力极差。不会计数,不能学习,不会劳动。情感幼稚、不稳,有一定的防卫能力,对明显的危险能够躲避。日常生活需人照料,无社会行为能力。可同时伴随显著的运动功能损害或脑部损害。

4．极重度　智商在20以下,在全部精神发育迟滞中占1%～2%。没有语言能力,只能说几个简单的单词。不认识亲人及周围环境,以原始情绪表达需求。对周围的一切不理解,缺乏自我保护能力,不知躲避危险。个人生活不能自理,完全需要他人照顾。运动能力也差,有的终生不会走路。常合并严重脑部损害,伴有躯体畸形。多数早年夭折。

（四）治疗

精神发育迟滞一旦发生,病情则难以逆转,因此重在预防。监测遗传性疾病,做好围生期保健,避免围生期并发症,防止和尽早治疗中枢神经系统疾病是预防精神发育迟滞的重要措施。对于病因明确者,应及时采取病因治疗,可阻止智能损害的进一步发展。

精神发育迟滞的治疗原则是以教育和康复训练为主,心理治疗为辅。

1．教育和康复训练　由学校、家长和医务人员相互配合进行教育和康复训练。学校和家长的任务是使患儿掌握相当于患儿智力水平的文化知识,具备应有的日常生活能力和社会适应能力。医务人员主要是针对患儿的异常情绪和行为采用相应的康复训练和心理治疗。在教育和康复训练过程中,要根据患儿的智力水平因人施教。

2．心理治疗　通过心理教育和家庭治疗,使患儿的家长了解有关疾病的知识,有助于实施对患儿的教育和康复训练。行为治疗能减少攻击或自伤行为。

3．药物治疗　病因明确者,可采取病因治疗。如患儿伴有精神运动性兴奋,或攻击性等,可选用抗精神病药物对症治疗。从小剂量开始,逐渐增加到有效剂量,当症状控制后逐渐减量。如疗效不佳,可换用新型抗精神病药,如喹硫平、奥氮平等。

二、儿童孤独症

儿童孤独症是起病于婴幼儿期,主要表现为不同程度的社会交往障碍、言语发育障碍、兴趣狭窄和行为方式重复刻板,约有3/4患儿伴有精神发育迟滞。

（一）流行病学

国内流行病学调查儿童孤独症患病率为1‰～2‰。孤独症的患病率有逐年增高趋势。部分患儿的发病与遗传因素可能有关。单卵孪生子较双卵孪生子的发病率要高得多。以男性多见。

（二）病因

尚不清楚。遗传因素是明确的,目前已发现常染色体上有10个以上相关基因。孤独症患儿的母亲再分娩第二胎,孤独症的患病危险率为5%。孤独症患儿有更多生殖系统并发症,如母孕期感染、宫内窒息、缺氧等。病毒感染可能与孤独症患病有关。研究发现孤独症中的神经递质异常。最新研究提示患儿血浆阿片肽的水平与刻板运动的严重程度有关,脑内阿片肽含量过多与患儿的孤独、情感麻木及难以建立情感联系有关。

（三）临床表现

1．社会交往障碍　早期表现为对亲人不会微笑,如母亲要抱他时,不会伸手做被抱的准备。一部分患儿在 1~2 岁前与一般儿童发育上无差异,起病后才与周围人失去情感接触。与人没有目光对视。不会分享别人的快乐,分不清亲疏关系,情感贫乏。与同龄小朋友也很难建立正常的伙伴关系,不与同伴一起玩耍,不会主动理睬接触他人,更不能全身心地投入集体活动中。不能与小朋友及父母建立正常的朋友和依恋关系。

2. 语言交流障碍 语言发育明显落后于同龄儿童。两三岁时还不能说出有意义的单词和最简单的句子。四五岁开始能说单词、简单的句子,但仍不会使用人称代词,尤其是你、我、他等。患儿讲话时毫不在意别人是否在听,好像自言自语,语句缺乏抑扬顿挫和感情。不会主动找人交谈,也不会提出问题。常有模仿言语或刻板言语。往往用动作来表达自己的愿望和要求,患者的身体语言变化明显少于正常同龄患儿。

3. 兴趣范围狭窄和刻板的行为模式 患儿对正常儿童的活动,如游戏、动画片、玩具等都不感兴趣,却喜欢一些非玩具性的物品,如一个废弃的砖头、一个瓶盖、一段铁丝等,从不厌倦。不关注玩具独有的特点,却十分关注玩具的非主要特性。经常固执刻板地保持日常生活的程序,要求一成不变,如上学要求走同样的路线,入睡时用同样的枕头等。如遵循的日常程序被改变,患儿则不安、哭闹,甚至反抗。还有重复刻板地动作,如吹动物体、咬衣领、拍手、转圈等。

4. 智能障碍 孤独症患儿大多起病前智力正常,个别甚至超过正常,只是起病后才下降,并有行为异常特征。75%~80% 伴有不同程度的智力低下。智能各方面发展不平衡,一些患儿具有良好的机械记忆能力等。智力水平正常或接近正常者被称为高功能型孤独症。

5. 感知觉障碍 患儿对痛觉、强烈的声音刺激非常迟钝,但对某些特定的声音很敏感,一听到这种声响便迫不及待地塞住耳朵。有的患儿喜欢用手去触摸或揉搓毛毯类物品、观看发光的物体或旋转的物体、用舌头去舔某些物品等。

6. 其他精神和神经症状 多数患儿合并注意缺陷和多动症状。20% 患儿伴有抽动症状。患儿也可有恐惧、幻觉、强迫、冲动、违拗等行为。少数有性自慰及拔毛发行为,部分患者还常有进食问题或睡眠障碍。30% 患儿脑电图异常,12%~20% 患儿有癫痫发作,以大发作类型居多。

(四)治疗

1. 教育和训练 最有效、最主要的治疗方法。目标是促进患儿的语言发育,提高社会交往能力,促使患儿掌握基本生活技能和学习技能。孤独症患儿应在特殊教育学校或医疗机构中接受教育和训练。

2. 心理治疗 多采用行为治疗。目的是强化已形成的良好行为,对异常行为(如刻板行为或自残行为等)予以矫正。认知治疗可帮助患儿认识到自己与同龄人的差异,激发自身潜能。

3. 药物治疗 缺乏改善孤独症核心症状的特异性药物。若伴随明显的精神神经症状,可使用药物对症治疗。如利培酮(适用于攻击破坏、幻觉妄想等精神症状)、哌甲酯和托莫西汀(适用于儿童多动症)、丙戊酸(适用于合并癫痫患儿)等。

第二节 儿童、少年期行为和情绪障碍

起病于儿童和少年期,以行为和情绪异常为主要临床表现的精神障碍。如治疗和干预不及时,症状可持续到成人,甚至影响成年期社会适应能力。主要包括:注意缺陷多动障碍、品行障碍、抽动障碍、特发于儿童少年期的情绪障碍(分离性焦虑障碍、特定性恐惧障碍、童年社交焦虑障碍、同胞竞争障碍)、儿童社会功能障碍(选择性缄默症、反应性依恋障碍)以及其他行为障碍。本节主要讲述注意缺陷多动障碍、品行障碍、抽动障碍、儿童少年期情绪障碍。

 病例

☆患儿,男性,10岁。患儿幼儿期活动较多。上学后,在课堂上不能安静学习,常常在座位上蠕动,或干扰其他同学。常因过于玩闹而不能按时完成作业,需家长不断督促。平时做事粗心大意,常常将学习用品遗失在家中,学习成绩较差。因多动而致同学不愿与患儿合作,有时甚至发生打架事件。常常登高、爬梯,别人说话时常插嘴打断,令讲话人十分反感。出生时母亲宫缩乏力行产钳助产。韦氏智力测验智商100。

☆患儿,男性,8岁。患儿在1年前无原因出现不自主地非节律性地眨眼、耸肩、咧嘴等,一段时间后自行缓解。2个月后又出现清嗓声或"啊"、"呀"的叫喊声。因无法克制而十分痛苦和自责。患儿为早产儿,幼年生长发育正常。躯体检查未见异常。

请问:1. 以上2个案例中的患儿,应进行哪种临床疾病诊断?
2. 应如何进行治疗?

一、注意缺陷多动障碍

注意缺陷与多动障碍(ADHD)又称儿童多动综合征,简称多动症。主要表现为注意力缺陷、活动过度和行为冲动,常伴有学习困难或品行障碍。

(一)流行病学

国内调查患病率为1.5%～10%,国外报道学龄儿童患病率为3%～5%,男性与女性之比为4:1～9:1。

(二)病因

本病的病因和发病机制不清。主要的相关因素有:

1. 遗传因素 本病具有家族聚集现象,患者双亲患病率为20%。单卵双生子同病率高于双卵双生子同病率。

2. 神经递质 近年来相继提出了多巴胺、去甲肾上腺素及5-羟色胺(5-HT)假说。

3. 神经解剖和神经生理 磁共振发现患儿额叶发育异常和双侧尾状核头端不对称,白质纤维的完整性异常、白质的过度发育和灰质结构异常。脑电图显示慢波增多、快波减少,在额叶导联最明显。提示本病患儿存在中枢神经系统成熟延迟或大脑皮质的觉醒不足。

4. 发育异常 患儿母孕期或围生期并发症多,幼年期有动作不协调、语言发育延迟等问题。

5. 家庭和心理社会因素 父母关系不和,家庭破裂,教养方式不当,父母性格不良,家庭经济困难,住房拥挤,童年与父母分离、受虐待。学校的教育方法不当以及社会风气不良,家庭和学校给孩子施加的学习压力过重,孩子缺乏文体活动等。母亲患有抑郁障碍或分离(转换)障碍,父亲有反社会行为或物质成瘾。

(三)临床表现

1. 注意障碍 本病的最主要症状。患儿表现在听课、做作业或其他活动时注意难以持久,易因外界刺激而分心,或常常不断从一种活动转向另一种活动。在活动中不能注意到

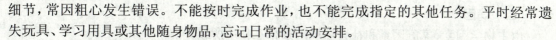

细节,常因粗心发生错误。不能按时完成作业,也不能完成指定的其他任务。平时经常遗失玩具、学习用具或其他随身物品,忘记日常的活动安排。

2. 活动过度 患儿经常显得很不安宁、小动作多,坐在座位上总是蠕动,在需要安静的场合擅自离开位子,到处乱跑或攀爬。婴儿期显得格外活泼,手脚不停地动,不知疲倦。难以从事安静的活动或游戏。行动前缺乏思考,不顾后果,一时兴起,而常与同伴发生打斗或纠纷,造成不良后果。在不适当的场合说话,别人讲话时常插嘴或打断别人的谈话。患儿在别人说话时常迫不及待地抢先回答,或扰乱伙伴的游戏,或不能耐心排队等候。

3. 行为冲动 患儿做事杂乱无章,不能完成所规定的动作行为,按顺序完成复杂的工作易发生错误。情绪极不稳定,易过度兴奋,甚至出现反抗和攻击性行为。如果需要不能立即满足,就会哭闹、乱发脾气。

4. 学习困难 因为注意缺陷和多动影响了患儿在课堂上的听课效果、完成作业的速度和质量,致使学业成绩差,低于其智力所应该达到的学业成绩。

5. 品行障碍 表现为攻击性行为(辱骂、伤人、打人、破坏物品、虐待他人和动物、性攻击、抢劫等),不符合道德规范及社会准则的行为(说谎、逃学、流浪不归、纵火、偷盗、欺骗以及对异性的猥亵行为等)。

6. 神经和精神的发育异常 患儿的精细动作、协调运动、空间位置觉等发育较差,如翻手、系鞋带和扣纽扣等都困难。有些患儿会伴有语言发育延迟、语言表达能力差等。

(四)治疗

约30%患儿在青春期后症状逐渐消失。大部分患儿的症状将持续进入青春期或成年期。成年患儿中20%~30%合并反社会行为、物质依赖、酒依赖等问题。合并品行障碍、阅读困难、情绪障碍及不良的家庭和社会心理因素等是预后不良的因素。

可根据患儿及家庭特点制定综合性治疗方案:

1. 药物治疗 药物可改善注意缺陷,减轻活动过多,提高学习成绩。可服用:①中枢兴奋剂如哌甲酯(利他林)、匹莫林(苯异妥因)、苯丙胺(安非他明),仅限于6岁以上患者使用。合并抑郁障碍、品行障碍或抽动障碍时选用三环类抗抑郁药如氯米帕明或阿米替林。②选择性去甲肾上腺素再摄取抑制剂如托莫西汀(择思达),可用于7岁以上儿童或成人使用。托莫西汀耐受性较好,不良反应少见。

2. 心理治疗 主要采用行为治疗和认知行为治疗。行为治疗利用操作性条件反射及时对患儿的行为予以正性或负性强化,使患儿学会适当的社交技能,用新的有效的行为来代替不适当的行为模式。认知行为矫正治疗主要解决患儿的冲动性问题,主要学习如何去解决问题,识别自己的行为是否恰当。

3. 家庭培训及学校干预 给父母提供良好的支持环境,让他们学习和解决家庭问题,使用阳性强化方式鼓励患儿的良性行为,用惩罚的方式消除患儿的不良行为。避免歧视、体罚或以粗暴的方式对待患儿。

二、品行障碍

品行障碍是指儿童或少年期反复出现违反与其年龄相应的社会道德准则和行为规范,侵犯他人或公共利益的行为,包括反社会性行为、攻击性行为或对立违抗性行为。

(一)流行病学

国内调查患病率为1.45%~7.35%,男女之比是9:1,患病高峰年龄为13岁。

（二）病因

由生物学因素、家庭因素和社会环境因素相互作用所致。

1. 生物学因素 单卵双生子中的反社会行为同病率高于双卵双生子。寄养子研究发现，亲生父母有违法犯罪史，孩子寄养到社会经济地位低下的家庭或由自己抚养，孩子反社会性行为出现率高。雄性激素水平高的男性儿童出现攻击和破坏行为的倾向增加。中枢5-HT水平降低的个体易出现违抗和攻击行为。智商低、围生期并发症等因素也与品行障碍发生有关。

2. 家庭因素 不良的家庭因素是品行障碍的重要病因。如父母患精神疾病、物质依赖、精神发育迟滞；父母有违法犯罪史；父母之间不和睦、经常争吵或打仗；父母分居或离异；父母对待子女过分溺爱或粗暴，或冷漠、忽视、挑剔，甚至虐待患儿等。

3. 社会环境因素 经常接触暴力或不良的媒体宣传，受不良人群的不正确道德观和价值观的影响，长期接触抽烟、酗酒、打架斗殴、敲诈、欺骗、偷窃等行为的同伴等都与品行障碍发生有关。

（三）临床表现

1. 反社会性行为 不符合道德规范及社会准则的行为，主要表现为：①偷窃（偷窃家里贵重财物或公共财物、结伙勒索或抢劫他人钱财）。②过早发生性行为，或猥亵行为。③故意纵火。④擅自离家出走或逃跑，经常在外过夜。

2. 攻击性行为 主要表现为：①参与社会上的犯罪团伙，从事犯罪行为，常挑起或参与斗殴，采用打骂、折磨、骚扰及长期威胁等手段欺负他人。②故意伤害他人，虐待弱小、残疾人和动物（捆绑、刀割、针刺、烧烫等）。③故意破坏他人或公共财物。④男性多表现为躯体性攻击，女性则以语言性攻击为多。

3. 对立违抗性行为 对成人，特别是对家长采取明显不服从、违抗或挑衅行为，经常说谎、暴怒或好发脾气，怨恨他人，怀恨在心或心存报复，不服从、不理睬或拒绝成人的要求或规定，因自己的过失或不当行为而责怪他人，与成人争吵、与父母或老师对抗等。经常逃学，违反校规或集体纪律。

4. 合并疾病 常合并有注意缺陷与多动障碍、抑郁、焦虑、情绪不稳或易激惹，也可伴有发育障碍，如语言表达和接受能力差、阅读困难、运动不协调、智商偏低等。品行障碍患者一般以自我为中心，好指责或支配别人，故意惹人注意，为自己的错误辩护，自私自利，缺乏同情心。

（四）治疗

以心理治疗及家庭、学校和社会共同参与的综合性个体化治疗方案为主，辅以药物治疗。药物治疗仅用于合并其他精神障碍的患儿。

1. 家庭治疗 以整个家庭系统为对象进行心理治疗。治疗者协调家庭成员之间关系，纠正父母对子女不良行为的处理方式如严厉惩罚患儿，促进父母与子女之间的心理交流，尽可能减少家庭生活事件及父母自己的不良行为对孩子造成的负面影响，促使家庭向健康方向发展。

2. 心理治疗 ①认知治疗：重点帮助患者发现自己的问题、分析原因、考虑后果，并找到解决问题的办法。②行为治疗：主要针对患儿进行，根据患者的年龄和临床表现，可选用阳性强化法、消退法和游戏疗法等。治疗目的是逐渐消除不良行为，建立正常的行为模式，促进社会适应行为的发展。

3. 药物治疗　本症尚无特殊药物治疗。合并其他疾病时可对症治疗，如合并注意缺陷与多动障碍者可选用哌甲酯、匹莫林等中枢兴奋剂。伴有抑郁、焦虑者可服用抗抑郁药物或抗焦虑药物。冲动、攻击性行为严重者可适当选用小剂量氯丙嗪、氟哌啶醇或卡马西平等药物。

三、抽动障碍

抽动障碍是一组主要发病于儿童少年期原因未明的运动障碍，主要表现为运动肌肉和发声肌肉抽动。这种抽动是不随意、突发、反复、迅速、无目的、非节律性的不自主的单一或多部位肌群收缩运动，可在短时间内暂时不发生，但只能忍住一小会，不能较长时间控制。抽动部位常见于面部，常伴注意缺陷、强迫观念和动作、自伤行为等。根据抽动动作的复杂性、病程和预后，可分为三种类型：短暂性抽动障碍、慢性运动或发声抽动障碍和 Tourette 综合征（抽动 - 秽语综合征）。

（一）流行病学

多起病于学龄期，运动抽动常在 7 岁前发病，发声抽动多在 11 岁前发生。国外报道学龄儿童抽动障碍的患病率为 12%～16%。国内报道 8～12 岁人群中的患病率为 2.42‰。男女患病率为 3:1～4:1，男性学龄儿童患病危险性最高。

（二）病因

具体病因不清，慢性运动或发声抽动障碍和 Tourette 综合征以生物学因素，特别是遗传因素为主要病因。短暂性抽动障碍可能以生物学因素，或心理因素，也可两者兼而有之。

1. 遗传　遗传与 Tourette 综合征发病有关。家系调查 10%～60% 存在阳性家族史。单卵双生子的同病率明显高于异卵双生子。寄养子研究发现其寄养亲属中抽动障碍的发病率显著低于血缘亲属。研究还发现 Tourette 综合征亲属中慢性抽动障碍、强迫障碍、注意缺陷多动障碍患病率显著增高。

2. 神经病理生理和病理解剖　Tourette 综合征与多巴胺过度释放或突触后多巴胺 D_2 受体的超敏、中枢去甲肾上腺素能系统功能亢进、内源性阿片肽、5-HT 等有关。50%～60% 脑电图异常，表现为 β 慢波和棘波增多，出现在额叶中部。CT 发现少数 Tourette 综合征患者脑萎缩、左侧基底核缩小及胼胝体减小，提示患儿可能存在皮质 - 纹状体 - 丘脑 - 皮质通路的异常。

3. 心理因素　各种心理因素或引起儿童的负性情绪可能诱发抽动症状，或加重症状。

4. 其他　部分患儿有围生期并发症，如产伤、窒息、早产、出生低体重患儿，少数有头部外伤史。

（三）临床表现

1. 短暂性抽动障碍　又称抽动症，最常见类型。以经常发生、重复、快速和无目的动作为特点。主要表现为简单的运动抽动症状。首发于头面部，如做怪相、前额皱起、眨眼、挤眉、皱鼻、咬嘴唇、露牙、伸舌、皱额、摇头、斜颈、耸肩、打呃、身体扭动和跳跃等，这些抽动为短暂性，至少持续 2 周，但不超过 1 年。最常见于 4～7 岁儿童，男性多见。

2. 慢性运动或发声抽动障碍　多数患儿表现为简单或复杂的运动抽动，少数患儿表现为简单或复杂的发声抽动。简单的发声抽动症状，表现为清嗓、吼叫、咳嗽、嗤鼻、犬叫或"啊"、"呀"等单调的声音。一般不会同时存在运动抽动和发声抽动，某些患者的运动抽动和发声抽动在病程中交替出现。发作的间歇期不会超过 2 个月。慢性抽动障碍病程持续，往往超过 1 年以上。

3. Tourette 综合征　又称发声与多种运动联合抽动障碍，或抽动 - 秽语综合征。以进行性发展的多部位运动抽动和发声抽动为主要特征。一般首发症状为简单运动抽动，以面部肌肉的抽动最多，呈间断性。随病程进展，抽动部位逐渐累及肩颈部、四肢或躯干等部位。表现形式有简单抽动发展为复杂抽动，由单一运动抽动或发声抽动发展成两者兼有。其中约 30% 出现秽语症或猥亵行为。病程持续迁延，为一种慢性致残的抽动性疾病，男孩多于女孩。

（四）治疗

短暂性抽动障碍或症状较轻者仅采用心理治疗。慢性运动或发声抽动障碍和 Tourette 综合征以药物治疗为主，结合心理治疗。

（1）硫必利：有效率为 76%～87%。锥体外系不良反应较少，适用于 7 岁以上患儿。常用剂量 50～100mg，2～3 次 / 日，推荐剂量范围 100～400mg/d。少数出现嗜睡、乏力、头昏、胃肠不适、失眠等。

（2）氟哌啶醇：首次剂量 0.5～1mg，每天 1～2 次。推荐剂量范围 1～4mg/d。主要有镇静和锥体外系副作用。

短暂性抽动障碍预后良好。慢性运动或发声抽动障碍症状迁延，对生活、学习和社会适应能力影响不大。Tourette 综合征预后较差，一旦停止治疗，症状又会复现，再次用药可再度减轻症状，少数持续到成年，甚至终身。如有并发症，对患者的生活、学业和社会适应能力影响较大。

四、儿童、少年期情绪障碍

儿童少年期的情绪障碍是发生在儿童少年时期以焦虑、恐惧、抑郁、强迫等异常情绪为主要表现，使患儿自身感到痛苦或影响其日常生活和学习，病程多呈短暂性。这节我们主要介绍儿童分离性焦虑障碍、儿童恐怖性焦虑障碍和儿童社交焦虑障碍。

病例

患儿，女性，7 岁，小学生。1 个月前父母吵架后母亲去外祖母家住了一夜，把患儿留在了家中。此后患儿总担心母亲会抛下自己离开，故上课时不能安心听课，中午也要从学校跑很远到母亲单位去看母亲是否在。一天中午，母亲没让患儿来单位，患儿在下午时便在课堂上突然哭起来，说自己很想念妈妈。近 1 周拒绝上学，开始尾随母亲，寸步不离。母亲多次保证，但患儿仍不相信。围生期和幼年生长发育正常。平素性格内向，胆小。无家族史。躯体检查未见异常。

请问：病例中患儿的疾病诊断是什么？

（一）流行病学

国内调查儿童少年各类情绪问题发病率为 17.7%，女性多于男性，城市患病率高于农村。

（二）病因

幼儿期胆怯、敏感、过分依赖的心理特点使患儿易患病。儿童期遇到的心理应激因素（初次上幼儿园、转学、父母离异、学习压力大等）可促使发病。患儿处于生长发育并逐渐成熟的过程，个体对于外界有害因素比较敏感，如躯体疾病、环境因素、不良教育（家长对孩子

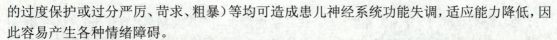

的过度保护或过分严厉、苛求、粗暴）等均可造成患儿神经系统功能失调，适应能力降低，因此容易产生各种情绪障碍。

（三）临床表现

1. 儿童分离性焦虑障碍　儿童期较常见的一种情绪障碍，从婴儿期至青少年期均可发生，多见于学龄期儿童。主要临床表现为儿童与所依恋的对象离别时产生过度焦虑情绪，焦虑的持续时间和严重程度大大超出同龄儿童在分离场合常见的水平，并影响患儿的正常生活（进食睡眠）、人际交往（亲子关系）、学习和社会功能（上幼儿园）。依恋的对象多是患儿的母亲，或是其他亲密的抚养或照顾者。多表现为与依恋对象离别前过分担心所依恋对象可能遇到伤害，或一去不复返。过分担心依恋对象不在身边时自己被绑架、被伤害或自己走失，甚至再也见不到所依恋的人。因离别导致头痛、恶心等躯体不适症状，甚至因害怕离别而拒绝上学。有的患儿因离别出现过度情绪反应如烦躁、淡漠或社会性退缩。有的患儿出现依恋对象不在身边时拒绝上床睡觉，甚至反复做噩梦，夜间常惊醒，梦境内容常与离别有关。

2. 儿童恐怖性焦虑障碍　是指儿童持续或反复发生对某些客观事物或特殊情境产生异常的过分惧怕的情绪反应，因害怕而竭力回避这些事物和情境。恐惧超过了同龄儿童应有的恐惧水平，影响儿童的社会功能。主要恐惧的内容是：损伤身体（死亡、出血等）、动物（蛇、狗等）、特殊场景（黑暗、雷电、登高、飞行、电梯等）。因极度恐惧而哭闹、发脾气，可伴有自主神经功能紊乱。

3. 儿童社交焦虑障碍　患儿在新环境或陌生人接触时产生焦虑、恐惧情绪和回避行为。害怕的对象可能是成年人，也可能是小伙伴。患儿表现为持续的紧张不安，过分害羞、关注自己行为；进入新环境时过分跟随父母，甚至寸步不离，或哭闹，或不语、退缩、冷漠。可伴有躯体不适或焦虑。因此，患儿拒绝面对陌生人上台发言、表演，或到人多的地方等。同时，患儿与亲人或熟悉的人社交关系良好。

（四）治疗

以心理治疗为主，不需药物治疗。

心理治疗主要采用支持性心理治疗、家庭治疗和行为治疗。通过支持性心理治疗鼓励患儿倾诉自己的内心，对患儿的痛苦适当表示同情，指导患儿适应环境。尽量消除环境中的不良因素，避免过多的环境变迁。通过家庭治疗，评估引起焦虑的家庭原因，改变家庭成员的不良教养方式，纠正患儿与父母之间的不良关系。

恐怖性焦虑障碍和社交焦虑障碍可选用系统脱敏疗法、阳性强化疗法等治疗方法。年长的儿童也可采用认知治疗来缓解焦虑情绪。

严重的患儿可短时间使用苯二氮䓬类药物或抗抑郁药物如氟西汀、舍曲林、氟伏沙明等。

本章小结

本章主要介绍了儿童、少年期心理发育障碍和儿童少年期行为障碍和情绪障碍。精神发育迟滞是指个体在中枢神经系统发育成熟（18 岁）以前起病，以智力低下和社会适应能力低下为主要临床表现的一组精神障碍，可分为极重度、重度、中度、轻度四个等级，治疗以教育和康复训练为主。儿童孤独症起病于婴幼儿期，主要表现为不同程度的社会交往障碍、言语发育障碍、兴趣狭窄和行为方式重复刻板,约有3/4患儿伴有精神发育迟滞。注意缺陷与多动障碍(ADHD)又称儿童多动综合征,主要表现为注意力缺陷、活动过度和行为冲动,常伴学习困难或品行障碍。药物治疗主要采用中枢兴奋剂哌甲酯和托莫西汀治疗。品行障碍是指儿童或少年反复出现违反与其年龄相应的社会道德准则和行为规范,侵犯他人或公共利益的行为,包括反社会性行为、攻击性行为或对立违抗性行为,以综合治疗为主。抽动障碍可分为三种类型:短暂性抽动障碍、慢性运动或发声抽动障碍和Tourette综合征,主要用硫必利和氟哌啶醇进行治疗。儿童少年期情绪障碍主要介绍了儿童离别焦虑障碍、儿童恐怖焦虑障碍和儿童社会焦虑障碍。

(汪永君)

 目标测试

A1 型题

1. 精神发育迟滞的中度智商为
   A. 70～89　　　　　B. 50～70　　　　　C. 35～49
   D. 20～34　　　　　E. <20

2. 关于儿童孤独症的主要表现,不正确的是
   A. 社会行为障碍　　　B. 语言发育迟滞　　　C. 行为障碍
   D. 不伴智力低下　　　E. 伴智力低下

3. 关于抽动障碍常见类型,不正确的是
   A. 短暂性抽动障碍　　　　　B. 慢性运动或发声障碍
   C. 抽动秽语综合征　　　　　D. Turette 综合征
   E. Turner 综合征

A2 型题

4. 患儿,男性,11岁。上课注意力不集中,坐不住凳子,不能安静学习。上体育课不好好排队、大声吵嚷,常不能完成作业,甚至将作业本遗失在学校,学习成绩不好。首先考虑的诊断是
   A. 注意缺陷多动障碍　　　　　B. 儿童孤独症
   C. 抽动障碍　　　　　　　　　D. Turette 综合征
   E. 精神发育迟滞

5. 患儿,男性,12岁,小学生。表现为不自主眨眼、点头、耸肩、扭脖子。由于半年前被老师批评后所致。首先考虑的诊断是
   A. 注意缺陷多动障碍　　　　　B. 儿童孤独症
   C. 抽动障碍　　　　　　　　　D. Turette 综合征
   E. 精神发育迟滞

第十二章　精神障碍的治疗、预防与康复

第一节　精神障碍的躯体治疗

精神障碍的躯体治疗主要包括药物治疗和改良电痉挛治疗。

一、药物治疗

氯丙嗪的问世，开创了精神疾病药物治疗之先河。新型的抗精神病药物如氯西汀、利培酮、奥氮平等，既保留了原典型抗精神病药物的优点，又纠正了不良反应大的缺点，药物治疗已成为治疗精神障碍首选和最主要的手段。

精神药物按其临床作用特点分为：①抗精神病药物。②抗抑郁药。③抗躁狂药或心境稳定剂。④抗焦虑药。

考点提示

精神障碍药物的临床分类

（一）抗精神病药物

抗精神病药物主要用于治疗精神分裂症、躁狂发作和其他具有精神病性症状的精神障碍。

1. 分类

（1）第一代抗精神病药：又称神经阻滞剂、传统抗精神病药、典型抗精神病药，或称多巴胺受体阻滞剂。代表药有：氯丙嗪、氟哌啶醇、奋乃静等。

（2）第二代抗精神病药：又称非传统抗精神病药、非典型抗精神病药、新型抗精神病药等。主要包括：利培酮、奥氮平、喹硫平、齐拉西酮、氯氮平、氨磺必利、阿立哌唑。

2. 临床应用　抗精神病药物治疗作用：①抗精神病作用。②非特异性镇静作用。③预防疾病复发的作用。

（1）用药选择：抗精神病药物主要用于控制精神病性症状，如幻觉、妄想、兴奋等；治疗或预防各型精神分裂症；控制躁狂发作；还可用于其他具有精神病性症状的器质性或非器质性精神障碍。

禁用于严重的心血管疾病、肝肾疾病及严重的全身感染者，既往同种药物过敏史、甲状

腺功能减退、肾上腺皮质功能减退、重症肌无力、闭角型青光眼者也禁用。慎用于白细胞过低、老年人、妊娠与哺乳期妇女等。

兴奋躁动者适宜选用镇静作用强的抗精神病药物或注射给药。合作者，以口服用药为主。服药不合作者可选用长效抗精神病口服药（五氟利多）或注射给药（氟哌啶醇或氯丙嗪），但应注意口服药发生迟发性运动障碍不良反应的可能性较大，而注射给药应短期应用，并深部肌内注射，也可静脉给药。

（2）用法用量：口服用药应遵循低剂量起始，逐渐加量的用药原则。一般1~2周逐步加至有效治疗剂量。多数治疗4~8周症状可缓解。4~6周无效或疗效不明显者，可换药。症状获得缓解，以原有效剂量仍需继续巩固治疗至少6个月。然后再缓慢减量至维持治疗。注射给药，一般肌内注射氯丙嗪50~100mg或氟哌啶醇5~10mg，必要时可每6~8小时重复一次，也可采取静脉给药，注射给药以短期应用、深部肌内注射为主。出现肌张力障碍可注射抗胆碱能药物东莨菪碱0.3mg拮抗。门诊用药加量应缓慢。老年、儿童和体弱者药物用量应酌情减少。

维持剂量通常比治疗剂量低，传统药物的维持剂量可缓慢减至急性期治疗剂量的1/4~1/2；除氯氮平外，新型抗精神病药可采用急性期有效剂量或略低剂量维持治疗。首次发病、缓慢起病，维持治疗时间至少2~5年，甚至需要终身服药；急性、缓解彻底者，维持治疗时间可较短。反复发作、经常波动或缓解不全的精神分裂症患者需无限期或终身治疗。

（3）不良反应

1）锥体外系症状（EPS）：传统抗精神病药物最常见的不良反应，包括以下四种表现：①急性肌张力障碍：出现最早。局部肌肉肌张力异常增高，呈现不自主的表现，出现口眼歪斜、眼上翻（动眼危象）、斜颈、颈后

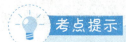

考点提示

抗精神病药物的不良反应

倾（角弓反张）、身体向一侧扭转（扭转痉挛）。易被误诊为癫痫、分离障碍等。处理：东莨菪碱0.3mg肌内注射或异丙嗪25mg可立即缓解，或减少药物剂量，同时服用苯海索，或换用EPS少的药物。②类帕金森症：最常见，尤其老年患者常见。常因淡漠、抑郁或痴呆而误诊。表现为手和舌震颤、面部肌肉僵硬（面具脸）、持续肌张力增高、慌张步态。常伴流涎、多汗和皮脂溢出。处理：服用抗胆碱能药物安坦（苯海索）、东莨菪碱。③静坐不能：治疗1~2周最常见。表现为无法控制的心神不定、坐立不安、不能静坐、反复走动或原地踏步。静坐不能易误诊为精神病性激越或者病情加剧，而错误地加大药量，反而使病情加重。处理：苯二氮䓬类药和β-受体阻滞剂如普萘洛尔等有效。需减少抗精神病药剂量，或选用锥体外系反应低的药物。④迟发性运动障碍（TD）：长期大量使用抗精神病药物引起，以不自主的、节律性的刻板运动为特征。表现为口-颊-舌三联征如舔舌、咀嚼、鼓腮等，或肢体的舞蹈动作。睡眠时消失，情绪激动时加重。TD最早体征是舌或口唇周围的轻微震颤或蠕动。避免使用抗胆碱能药物，因其能促进和加重TD。处理：异丙嗪具有一定改善作用。使用最低有效剂量或停用抗精神病药物或换用锥体外系反应低的药物。关键在预防和早发现、早处理。

2）自主神经的不良反应：①抗胆碱能不良反应：表现口干、视物模糊、便秘、尿潴留、眼压升高等。严重时会出现麻痹性肠梗阻和口腔感染。处理：可停药，或换抗胆碱能作用小的药物，必要时可使用胆碱酯酶抑制剂如毒扁豆碱。②α-肾上腺素能阻滞作用：表现为体位性低血压、心动过速及射精延迟或抑制。氯丙嗪最易出现体位性低血压，尤其是由坐位

突然站立或起床时。嘱患者起床或起立时动作应缓慢。心血管疾病患者加量应缓慢。处理：嘱患者头低足高位卧床，严重者可输液并给予去甲肾上腺素、间羟胺等升压，禁用肾上腺素。心率超过 120 次 / 分，应酌情减药，或服用普萘洛尔 10mg，每日 2～3 次可缓解。

3）其他中枢神经系统不良反应：①恶性综合征：较少见的，严重不良反应。临床表现：急起高热，意识障碍，肌强直，木僵及自主神经功能紊乱（出汗、流涎、心动过速、尿潴留等），死亡率高达 25%。最常见于服用氟哌啶醇、氯丙嗪和氟奋乃静等药物时。②癫痫发作：抗精神病药物可诱发癫痫，多见于氯丙嗪、氯氮平治疗时。使用氟哌啶醇治疗伴有癫痫的患者较为安全。

4）内分泌代谢的不良反应：①体重增加：多见。奥氮平、氯氮平等体重增加最常见，甚至诱发糖尿病。②催乳素分泌增加：多见。泌乳、闭经和性快感缺失，多见于女性。性欲丧失、勃起困难和射精抑制，多见于男性。

5）猝死：硫利达嗪可导致心电图 QT 间期延长等。老年人更易引起心律失常，危及生命。

6）过量中毒：意外过量，多见于儿童。过量的最早征象是激越或意识混浊。

7）其他不良反应：①肝脏的损害：常见谷丙转氨酶（ALT）升高，多为一过性，重者出现黄疸。②其他变态反应：罕见，包括药疹及哮喘等。严重的药疹可发生剥脱性皮炎。③眼部的损害。④血液系统的损害：氯氮平可导致粒细胞缺乏。

3. 常用抗精神障碍药物

（1）氯丙嗪：镇静、抗幻觉妄想、兴奋躁动作用强，对阳性症状治疗效果好，对阴性症状和情感症状作用较弱。常口服给药，注射剂多用于控制兴奋和急性精神病性症状。常用剂量 300～800mg/d，维持剂量 100～300mg/d。

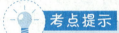

考点提示

常用的抗精神障碍药物

（2）氟哌啶醇：控制兴奋躁动、躁狂状态、幻觉妄想为主的精神障碍，尤其是老年或伴有躯体疾病的兴奋躁动者。小剂量也可用于治疗儿童多动症及抽动秽语综合征。常用剂量 8～40mg/d。

（3）舒必利：适用于慢性退缩、木僵违拗。静脉滴注可用于缓解患者的紧张症性精神运动迟滞。常用剂量 400～1500mg/d，200～600mg 静脉滴注。治疗精神分裂症需要较高剂量。

（4）奋乃静：适用于老年或伴有脏器（如心、肝、肾、肺）等躯体疾病患者。

（5）五氟利多：口服长效制剂，每周给药一次。适于暗服。

（6）氯氮平：特别适用于治疗难治性、伴自杀或无法耐受锥体外系不良反应的精神分裂症患者。常用剂量 100～500mg/d。

（7）利培酮（维思通）：分为口服片剂、水剂及长效注射剂。为非典型抗精神病药，对阴阳性症状及难治患者均有很好疗效。常用剂量 2～6mg/d。

（8）奥氮平：作用与氯氮平类似，无粒细胞缺乏不良反应。

（9）喹硫平：对精神分裂症阳性症状作用较弱，对情感症状有一定疗效。

（10）齐拉西酮：对精神分裂症阴性症状和情感症状的疗效略有优势。需与食物同服。

（11）阿立哌唑：改善精神分裂症的阴性症状和精神运动性迟滞。

（12）氨磺必利：对精神分裂症疗效较好。低剂量可改善阴性症状，高剂量对幻觉妄想效果明显。

（二）抗抑郁药

目前抗抑郁药可分为四类：①选择性 5- 羟色胺再摄取抑制剂（SSRIs）。②三环类抗抑郁药(TCAs),包括四环类抗抑郁药。③单胺氧化酶抑制剂(MAOIs)。除 MAOIs 只作为二线药物外,其他类型抗抑郁药均可作为一线抗抑郁药。

1. 新型抗抑郁药物

(1)选择性 5- 羟色胺再摄取抑制剂(SSRIs):目前常用的有 6 种:氟西汀、帕罗西汀、舍曲林、氟伏沙明、西酞普兰和艾司西酞普兰。

SSRIs 适用于各种抑郁障碍、强迫障碍、广泛性焦虑障碍、惊恐发作、创伤后应激障碍和进食障碍(神经性厌食和神经性贪食)等。抗胆碱能和心血管的不良反应轻微。常见不良反应为:①消化道反应。②中枢神经系统兴奋症状。③较为严重的不良反应是 5- 羟色胺综合征,多见于 5- 羟色胺能药物和单胺氧化酶抑制剂合用的结果。严重者出现高热、休克、死亡。处理:立即停药并对症治疗。

(2)5- 羟色胺和去甲肾上腺素再摄取抑制剂(SNRIs):常用的药物有文拉法辛和度洛西汀。中至高剂量文拉法辛用于严重抑郁和难治性抑郁患者,低剂量文拉法辛可用于非典型抑郁。度洛西汀除适用于严重抑郁外,还能改善慢性疼痛。慢性酒精中毒和肝功能不全者慎用,未经治疗的窄角型青光眼患者避免使用。

(3)去甲肾上腺素和多巴胺再摄取抑制剂(NDRIs):常用的药物为安非他酮,又称布普品。适用于双相抑郁、迟滞性抑郁、睡眠过多、认知缓慢或假性痴呆及对 5-HT 能药物无效或不能耐受者,还可用于注意缺陷障碍、戒烟、兴奋剂的戒断和渴求。

(4)选择性去甲肾上腺素再摄取抑制剂(NRIs):常用的药物为瑞波西汀。SSRIs 治疗无效者可选用。禁用于青光眼、前列腺增生、低血压及新近心血管意外者。

(5)去甲肾上腺素能及特异性 5- 羟色胺能抗抑郁药(NaSSA):常用的药物为米氮平。除抗抑郁作用外,还有较强的镇静和抗焦虑作用。米氮平单用或与其他抗抑郁药联用可用于严重抑郁和难治性抑郁患者。

(6)褪黑素能抗抑郁药:常用的药物为阿戈美拉汀。适用于成人抑郁症或严重抑郁的患者,不发生撤药反应。禁用于肝功能损害的患者。

2. 传统抗抑郁药 包括三环类抗抑郁药(TCAs)、四环类抗抑郁药和单胺氧化酶抑制剂(MAOIs)。

适用于治疗各类以抑郁症状为主的精神障碍,如内因性抑郁、恶劣心境、反应性抑郁及器质性抑郁等。精神分裂症伴抑郁症状者宜慎用。还可用于治疗焦虑障碍、惊恐发作和恐惧性焦虑障碍。丙咪嗪是最早发现的三环类抗抑郁药,小剂量丙咪嗪可用于治疗儿童遗尿症和迟滞性抑郁,氯米帕明常用于治疗强迫症,阿米替林适用于激越性抑郁,多塞平(多虑平)常用于治疗恶劣心境障碍和慢性疼痛,马普替林常用于老年抑郁患者。严重心肾疾病、粒细胞减少、青光眼、前列腺肥大、妊娠头 3 个月禁用。癫痫和老年人慎用。

不良反应:①抗胆碱能不良反应:最常见。表现为口干、便秘、视物模糊等。严重会出现尿潴留、麻痹性肠梗阻。②心血管不良反应:主要的不良反应。表现为心动过速、体位性低血压、头晕等,老年人和充血性心力衰竭者更多见。③中枢神经系统不良反应:多数 TCAs 具有镇静作用,易促发癫痫发作,导致药源性意识模糊或谵妄,老年患者中易出现。还可诱发睡前幻觉、精神病性症状及躁狂。可诱导脑电图异常。④过量中毒:过量服用或误服致中毒,死亡率高。临床表现为昏迷、癫痫、心律失常,还可有高热、低血压、肠麻痹、呼吸抑制、心搏骤停。

3. 单胺氧化酶抑制剂(MAOI) 常用的药物为吗氯贝胺。主要用于三环类或其他药物治疗无效的抑郁障碍。伴睡眠过多、食欲和体重增加的非典型抑郁、轻性抑郁及焦虑抑郁混合状态效果较好。不良反应处理：静脉注射硝苯地平。

（三）心境稳定剂

又称情绪稳定剂、抗躁狂药物，是治疗躁狂障碍及预防双相情感障碍复发的一类药物。主要的心境稳定剂包括锂盐（碳酸锂）和抗癫痫药物（卡马西平、丙戊酸盐与拉莫三嗪）等。传统抗精神病药物如氯丙嗪、氟哌啶醇也可用于治疗躁狂，但可诱发抑郁；新型抗精神病药利培酮、奥氮平、喹硫平等可用于躁狂或双相障碍的急性期和维持期，极少诱发抑郁。为稳定患者情绪，治疗最初几周也可合用苯二氮䓬类药物。

1. 碳酸锂 一种口服制剂，最常用的心境稳定剂。

（1）用药选择：目前为首选药物，总有效率为78%。主要适用于治疗躁狂障碍及双相障碍的预防。也可用于治疗分裂情感性精神障碍。对精神分裂症伴有情绪障碍和兴奋躁动者，可作为抗精神病药物的增效药物。治疗循环型心境障碍、冲动控制障碍、攻击行为和反社会人格障碍。

急慢性肾炎、肾功能不全、严重心血管疾病、重症肌无力、妊娠头3个月及缺钠或低盐饮食患者禁用。帕金森病、癫痫、糖尿病、甲状腺功能低下、神经性皮炎、老年性白内障患者慎用。

（2）用法用量：碳酸锂每片250mg，饭后口服给药，一般开始每次给250mg，每日2~3次，逐渐增加剂量，有效剂量范围为750~1500mg/d。一般至少1周才能起效，6~8周可完全缓解。继续巩固治疗2~3个月，停药应缓慢进行。老年体弱者应减少用量。由于锂盐的治疗量和中毒量较接近，应对血锂浓度进行监测。急性期治疗的血锂浓度为0.6~1.2mmol/L，1.4mmol/L视为有效浓度的上限，超过此值易产生锂中毒，尤其老年人和有器质性疾病患者易发生中毒。老年患者的治疗血锂浓度以不超过1.0mmol/L为宜。

维持治疗适用于预防双相情感障碍及躁狂的复发，维持治疗的剂量为治疗量的一半，即每日500~750mg，血锂浓度为0.4~0.8mmol/L。躁狂首次发作治愈后，一般不用维持治疗。

（3）不良反应：早期不良反应：嗜睡、疲乏无力、手指震颤、厌食、上腹不适、恶心、呕吐、腹泻、多尿、口干等。

后期不良反应：持续多尿、烦渴、体重增加、甲状腺肿大、黏液性水肿、手指细震颤。粗大震颤提示血药浓度已接近中毒水平。女性患者可引起甲状腺功能低下。

锂中毒先兆：呕吐、腹泻、粗大震颤、抽动、呆滞、困倦、眩晕、构音不清和意识障碍等。锂中毒：共济失调、肢体运动协调障碍、肌肉抽动、言语不清和意识模糊，甚至昏迷、死亡。血锂浓度超过1.4mmol/L应减量，达2.0mmol/L可出现严重中毒，3.0mmol/L以上可危及生命。处理：立即停药，

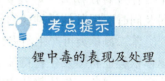

考点提示

锂中毒的表现及处理

大量给予生理盐水或高渗钠盐加速锂的排泄，或进行血液透析，一般无后遗症。注意水电解质平衡，用氨茶碱碱化尿液，以甘露醇渗透性利尿排锂，不宜使用排钠利尿剂。

2. 抗癫痫药 常用丙戊酸盐（丙戊酸钠与丙戊酸镁）、卡马西平及拉莫三嗪等。

（1）丙戊酸盐：①用药选择：混合型躁狂、快速循环型双相障碍以及锂盐治疗无效者疗效更好。预防双相情感障碍复发的疗效与碳酸锂相当。可与锂盐合用治疗难治性患者。肝脏和胰腺疾病患者慎用，妊娠妇女禁用。②用法用量：剂量范围800~1800mg/d。空腹吸收

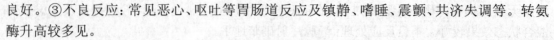

良好。③不良反应：常见恶心、呕吐等胃肠道反应及镇静、嗜睡、震颤、共济失调等。转氨酶升高较多见。

(2)卡马西平：①用药选择：治疗急性躁狂发作和预防躁狂发作，锂盐治疗无效、无法耐受锂盐、快速循环发作或混合性发作的躁狂患者效果较好。与碳酸锂合用，预防双相复发效果较好。青光眼、前列腺肥大、糖尿病、酒依赖者慎用。禁用于白细胞减少、血小板减少、肝功能异常、妊娠与哺乳期女性。青光眼及老年患者慎用。②用法用量：剂量范围400~1600mg/d。③不良反应：视物模糊、口干、便秘等。

(3)拉莫三嗪：①用药选择：明显的抗抑郁作用，尤其是双相抑郁、快速循环、混合发作等疗效较好。可预防双相抑郁的复发，增强锂盐的疗效。对精神分裂症的难治性阳性症状治疗有增效作用。②用法用量：前2周25mg/d，之后2周50mg/d，再增加至75~100mg/d。③不良反应：眩晕、头痛、复视、恶心和共济失调。

(四)抗焦虑药物

目前临床常用的药物主要包括苯二氮䓬类、非苯二氮䓬类（丁螺环酮和坦度螺酮）、β-肾上腺素受体阻滞剂（普萘洛尔）。部分抗抑郁药（如 SSRI 类）及小剂量抗精神病药物均有抗焦虑作用。苯二氮䓬类除抗焦虑外，常可作为镇静催眠药物。

1. 苯二氮䓬类（BDZ） 具有四类药理作用：①抗焦虑作用：减轻或消除焦虑不安、紧张、恐惧等负性情绪。②镇静催眠作用。③抗惊厥作用。④骨骼肌松弛作用。

(1)用药选择：临床应用广泛。治疗神经症性障碍、失眠及躯体疾病伴发的焦虑、紧张、失眠、自主神经系统紊乱等症状，治疗伴焦虑、紧张、恐惧、失眠的精神障碍，也可作为激越性抑郁、轻度抑郁的辅助治疗，癫痫和酒精戒断症状的替代治疗。禁用于严重心血管疾病、肾病、药物过敏、药物依赖、妊娠头3个月、青光眼、重症肌无力、酒精及中枢抑制剂使用时。慎用于老年、儿童、分娩前及分娩中。

地西泮、氯氮䓬适用于持续性焦虑和躯体症状的患者；奥沙西泮、劳拉西泮适用于波动性焦虑的患者；阿普唑仑适用于伴抑郁的焦虑患者；氟西泮、硝西泮、艾司唑仑、氯硝西泮、咪达唑仑适用于睡眠障碍明显者；氯硝西泮适用于伴癫痫者；地西泮戒酒替代最好；劳拉西泮、地西泮、硝西泮缓解肌肉紧张效果好。避免两种以上的苯二氮䓬类药物合用。

(2)用法用量：每日1次给药即可，或开始每日2~3次，病情改善后可改为每日1次。小剂量开始，3~4天加到治疗量。急性期开始时剂量可稍大或静脉给药。

(3)不良反应：最常见的为嗜睡、过度镇静、记忆力受损、运动协调性减低等，尤其是老年或伴肝脏疾病者。妊娠头3个月服用可引起新生儿唇裂、腭裂。严重躯体疾病、年老体弱及同时服用其他精神药物、吗啡类药物或酒精等，易出现中枢呼吸抑制，甚至死亡。

苯二氮䓬类可产生耐受性。长期应用可产生依赖性，与酒精和巴比妥可产生交叉依赖。躯体依赖症状多发生在持续3个月以上者。突然中断药物将引起戒断症状。严重者可出现惊厥。为避免产生依赖和成瘾，应避免长期应用。停药应缓慢进行。

2. 非苯二氮䓬类 主要包括丁螺环酮和坦度螺酮。①用药选择：常规剂量无镇静、催眠、松弛肌肉的作用，也无依赖。主要适用于各种神经症性障碍的焦虑状态及躯体疾病伴发的焦虑状态，还可使抗抑郁药增效。起效较苯二氮䓬类慢。与其他镇静药物和酒精无相互作用。妊娠妇女、儿童和严重心、肝、肾功能障碍者应慎用。②用法用量：丁螺环酮抗焦虑治疗剂量范围为15~45mg/d，每日3次服用。坦度螺酮抗焦虑治疗剂量范围为30~60mg/d，每日3次服用。③不良反应：口干、头晕、头痛、失眠、胃肠功能紊乱等。

二、改良电痉挛治疗

电痉挛治疗（ECT）又称电休克治疗，以一定量电流通过大脑，引起意识短暂丧失和痉挛发作，从而达到治疗精神疾病的一种方法。目前有条件的医院推广应用改良电抽搐治疗（MECT），在通电前给予肌肉松弛剂和麻醉剂，使得通电后不发生抽搐，避免骨折、关节脱位等并发症。

（一）应用选择

1. 适应证　包括：①严重抑郁，强烈自伤、自杀观念及行为，明显自责自罪者。②极度兴奋躁动、冲动伤人，严重外逃企图者。③拒食、违拗和紧张性木僵等阴性症状为主的患者。④精神药物治疗无效或不能耐受者。

2. 禁忌证　包括：①脑器质性疾病：颅占位病变、脑血管疾病、脑部炎症和外伤，尤其是脑肿瘤或脑动脉瘤。②严重的心血管疾病：冠心病、心肌梗死、高血压、心律失常、主动脉瘤及心功能不全。③严重的肝肾疾病、严重的呼吸系统疾病。④急性全身感染性疾病。⑤新近的骨关节疾病。⑥青光眼和视网膜剥离。⑦出血或不稳定的动脉瘤畸形。⑧儿童、老人、孕妇。

（二）治疗方法

1. 治疗前准备

（1）向患者及家属说明，知情同意。

（2）进行体格检查及神经系统检查。必要时进行心电图、脑电图和摄片检查。

（3）治疗前 8 小时停服抗癫痫药、抗焦虑药，抗精神病药物宜减量。

（4）治疗前测体温、脉搏、呼吸与血压。体温超过 37.5℃、脉搏高于 120 次 / 分钟或低于 50 次 / 分钟、血压高于 150/100mmHg 或低于 90/50mmHg 应禁用。

（5）治疗前禁食禁水 4 小时，排空大小便，取出活动义齿、发卡，解开衣带、领口等。

（6）治疗前 15～30 分钟皮下注射阿托品 0.5～1.0mg，减少呼吸道分泌物。

（7）准备好各种必要的急救药品与器械。

2. 治疗中操作　患者仰卧治疗台上，两肩胛间处垫一沙枕，解开领口腰带，将缠有纱布的压舌板置于患者的上下磨牙之间让其咬紧，防止咬伤。医生以一只手的拇指和示指将压舌板固定，另一只手紧托患者下颌，助手在两侧保护患者的肩膀、髋膝关节和四肢。

（1）电极的安置：将涂有导电冻胶或生理盐水的电极，紧贴于患者的头顶部和非优势侧颞部或双侧颞部。非优势单侧电极对记忆损害小，双侧电极抽搐效果较好。

（2）电量：一般电流量 80～120mA，通电时间 2～3 秒。

（3）治疗次数急性期治疗每天 1 次或隔日 1 次，一个疗程 6～12 次。幻觉妄想状态一般 8～12 次。

（4）抽搐发作分为四期：潜伏期、强直期、阵挛期和恢复期。抽搐停止、呼吸恢复后，让患者侧卧休息至少 30 分钟，专人护理，观察生命体征。呼吸恢复不好时，及时人工呼吸或插管抢救。

改良电痉挛治疗操作：需麻醉师参与，治疗前肌内注射阿托品 0.5mg。再给予麻醉剂 1% 硫喷妥钠 1.0～2.5mg/kg 缓慢推注，待患者出现哈欠、角膜反射迟钝、睫毛反射消失时，最后给予肌松药司可林（0.2% 氯化琥珀酰胆碱）0.5～1.5mg/kg 快速推注。当腱反射减弱或消失，出现肌纤维震颤，呼吸变浅，全身肌肉放松时，即可通电 2～3 秒。观察口角、眼周、手指、足趾的轻微抽动，持续 30～40 秒，即完成一次有效的治疗。

（三）并发症及处理

常见的并发症为头痛、恶心、呕吐、焦虑、肌肉疼痛、暂时性记忆减退等，这些症状不必特殊处理。常见的并发症关节脱位和骨折。脱位多见下颌关节，骨折以胸椎压缩性骨折多见。年龄大、治疗期间服用抗胆碱能药物的患者，易出现意识障碍和认知功能受损。处理：停用电痉挛治疗。

改良电痉挛治疗可出现头痛、呕吐。治疗中可出现麻醉意外和呼吸心跳异常，可立即给予气管插管和心肺复苏。

第二节　心理治疗与心理咨询

一、概述

（一）心理治疗的基本概念

心理治疗又称精神治疗，是指治疗师应用心理学的原理和方法（语言的和非语言的）改变患者的心理状态，解决患者的认知、情绪及行为等问题的治疗方法。心理治疗师应经过心理治疗理论和技术培训的专业人员，治疗应遵循一定的理论和原则，治疗是一种有意识、有目的的治疗师与患者之间相互合作的过程。心理治疗的目的为消除症状和促进人格发展。

（二）心理治疗的分类

1. 按治疗对象可将心理治疗分为　①个别治疗。②团体治疗。③家庭治疗。④夫妻治疗或婚姻治疗。

2. 按理论流派分为　精神动力学派、行为主义学派及人本主义学派。

3. 按语言的使用分为　言语性技术和非言语性技术。非言语性技术包括：音乐治疗、绘画雕塑治疗、心理剧、家庭塑像等。

4. 按干预的紧急程度分为　一般支持性治疗、深层治疗、危机干预等。

（三）心理治疗的适应证

心理治疗主要适用于各类神经症性障碍、癔症、人格障碍、神经性厌食、性障碍、适应障碍、恶劣心境、成瘾行为，儿童和青少年的情绪与行为障碍等。专门的心理治疗也适用于心身疾病以及某些重性精神病患者。

（四）心理治疗的作用方式及影响心理治疗效果的因素

1. 心理治疗的作用方式　语言是心理治疗的重要媒介，治疗者通过交谈与求治者交流信息并产生进一步的治疗作用。治疗者与求治者之间的交流与沟通，除语言形式外，还有非语言形式。

2. 影响心理治疗效果的因素　包括：①治疗技术或方法。②医患关系。③患者方面。④治疗者方面。

（五）对心理治疗工作者的要求

要求从事心理治疗的专业人员应具备一定的学历，经过专业培训，具有良好的职业道德。

二、心理治疗

（一）精神分析性心理治疗

精神分析性心理治疗是由弗洛伊德（S.Freud）1892年首创的。其最重要的理论之一是关于潜意识和人格结构的学说。其基本理论：

1. 潜意识作用　弗洛伊德认为人的心理活动可分为意识、前意识和潜意识。无意识包括前意识和潜意识。前意识指不被人察觉到的心理内容、思维、情感，只要集中注意、努力回忆即可觉察到。潜意识包括原始的本能冲动和与本能冲动有关的欲望，潜意识的心理内容被排除在意识范围之外，努力注意也觉察不到。潜意识是精神能量的来源，行为动机的场所。潜意识是通过做梦等将症状表现出来的。

2. 人格结构　弗洛伊德认为人格结构由本我、自我、超我三部分构成。

（1）本我：本我是人格中最原始的部分，由与生俱来的，完全是潜意识的，只遵循快乐主义原则。弗洛伊德认为人有两类最基本的本能：生的本能、死亡和攻击的本能。

（2）自我：自我从本我中分化出来，受现实原则支配，在人格中代表着理性。自我监督、调节、压抑本我。

（3）超我：超我是从自我中分化出来的，是道德化了的自我，是人格最高层，遵循道德和理想原则，指导自我，限制本我。

本我代表本能欲望，超我代表道德，自我遵循现实，三者保持动态平衡，使人格朝健康方向发展。反之，导致疾病如神经症性障碍等的发生。

3. 精神分析治疗技术　常用的精神分析治疗技术：

（1）自由联想：主要技术。求治者躺在温暖、舒适的靠椅上，治疗师坐在他背后，让求治者将心中的想法毫无顾忌地说出来，包括可耻的、令人难堪的、痛苦的。目的是让求治者暴露出被压抑的无意识冲突。

（2）释梦：弗洛伊德认为梦是潜意识内容的象征性表达。释梦就是自由联想的进一步延伸。释梦的目的就是为确定梦的真正含义。

（3）阻抗：指求治者有意地回避某些敏感话题，阻止探索无意识冲突的心理防卫现象。治疗者要适时点明患者的阻抗，与患者共同分析产生的原因，并消除阻抗。

（4）移情：指患者把对与自己有重要关系人物的感情转移到治疗者身上。治疗者处于中立角色。移情使患者重新体验内心痛苦、矛盾和冲突，认识自身，解决未曾解决的心理问题。

（5）解释：根据患者的描述，揭示其症状背后无意识动机，使患者对其症状的真正含义达到领悟。

（二）行为治疗

1. 基础理论　行为治疗是建立在学习理论基础上。学习理论认为，个体的大部分行为是通过后天学习而获得的，适应不良行为是不恰当学习的结果，通过学习可以去除不良行为。与学习理论密切相关的理论学说主要有经典的条件反射、操作性条件反射学说。

2. 行为治疗方法

 病例

　　小玲，18岁，学生。小时候被狗咬后，开始对狗特别敏感、害怕，以致泛化到看到有绒毛的玩具动物就害怕得发抖。同时，出现面色苍白、心跳加快、呼吸急促，以致不能自控。医生先定出"焦虑层次"，在医生教会小玲学习放松训练后，分几步进行现实脱敏治疗。焦虑层次划分如下：首先，给小玲讲狗的故事。第二，给小玲看狗的图片。

第三，给小玲看带绒毛的小狗玩具。第四，让小玲摸小狗玩具。第五，让小玲看真的小狗。第六，让小玲用手摸活的小狗。这样，让患者逐步适应导致焦虑和恐惧的情境，经过一段时间的治疗，小玲再也不害怕狗了。

请问：针对小玲的病情，医生采用的是何种心理治疗方法？

（1）系统脱敏：最佳的适应证是恐惧性焦虑障碍。当患者面对一种较弱的刺激而引起焦虑时，设法使之进入一种全身松弛的状态（通过放松训练），可抑制原有的焦虑（交互抑制），焦虑伴随的行为反应也会减弱或消失。当患者对较弱的刺激不再引起焦虑且能够忍受时，再逐步增加刺激的强度，直至对较强的刺激也不引起焦虑反应。治疗时先让患者回想那些刺激源，并按严重程度划分焦虑等级，然后由轻至重逐级脱敏。脱敏过程需8～10次，每日1次，每次半小时。

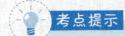

考点提示

行为治疗的方法及适用范围

病例

王强，男，16岁。因害怕与人交往，尤其不敢在公众场合讲话前来心理门诊。治疗师推荐其参加一次其他班级的班会。虽然，他有些犹豫，还是如期参加了。当班会主持人突然宣布由王强发言时，他涨红了脸，十分忐忑，起身要走，可被治疗师拦住了。这时，治疗师邀请他用家乡普通话讲一段趣闻，他艰难地完成了，但效果很好。经过锻炼，他渐渐地敢在公共场所讲话了。

请问：针对王强的情况，医生采用的是何种心理治疗方法？

（2）冲击疗法：与系统脱敏相反，不是从较弱的刺激开始，而是使患者直接置身于最能引起紧张焦虑的场合，使其迅速产生强烈的紧张、恐惧情绪，使这种情绪自然缓解下来，从而消除焦虑。可置于想象的极度的恐怖情景（内暴技术）。老年人、有严重的躯体疾病（心血管疾病、内分泌疾病）及重性精神障碍患者不适于冲击疗法。

系统脱敏和冲击疗法使患者直接面对刺激，此类方法也称为暴露疗法。

（3）厌恶疗法：通过厌恶刺激达到抑制和消除适应不良行为的治疗方法。具体方法：当患者出现不良行为时，立即给予一定的刺激，使患者产生厌恶的主观体验，也可通过想象某种刺激引起厌恶的心理反应。经过多次治疗，可在不良行为与厌恶体验之间建立起条件反射。以后每当患者出现或想象不良行为时，便会产生厌恶体验或厌恶反应，最终使患者放弃原有的行为。主要适用于酒依赖及各种性变态行为。

（三）认知治疗

又称认知行为治疗，是通过矫正患者的不良认知来改变患者的行为及情感体验的一类心理治疗方法。认知心理学认为，改变认知就能改变行为与情感。常用于治疗抑郁性障碍、焦虑障碍等神经症性障碍。

认知治疗最重要的代表人物是贝克（A.Beck），即贝克认知疗法。治疗者的任务是帮助患者分析、识别这种不恰当的歪曲的自动思维，用恰当的思维内容取而代之，建立起新的思维方式，最终使情绪和行为问题得到解决。其治疗过程可分为三期：①找出患者的不良认知。②引出检验修正自动思维。③进一步挖掘不良认知，重新建立恰当的认知。贝克认知疗法适用于抑郁障碍，每周 1～2 次，持续 12 周，取得良好效果后再进行每月 1～2 次，持续12 个月。

三、心理咨询

（一）心理咨询的概念

心理咨询是指运用心理学的理论和技术，通过与来访者讨论，提供帮助、启发，使来访者获得自助、自理、自强能力，自己解决自己的心理问题。

（二）心理咨询的对象与范围

心理咨询的对象主要是正常人，包括一般人群、患者、患者家属及相关者。心理咨询的范围：生活、工作、学习、家庭、疾病、康复、婚姻等方面的心理问题。涉及人际关系、升学、求职、恋爱、婚姻、子女教育、性心理等问题，精神障碍及康复问题。

（三）心理咨询门诊

心理咨询从咨询对象来划分，主要包括个别、团体、直接、间接咨询；从咨询的途径来划分，主要包括门诊、电话、电信、宣传咨询。咨询内容：①情绪行为障碍的分析与指导。②心身疾病的病因分析。③心理社会因素的探讨及治疗方针。④就业、适应、学习、恋爱、婚姻、家庭生活、负性生活事件或人际关系等的指导。⑤儿童心理障碍咨询、儿童教养过程中心理问题指导。⑥性心理与躯体障碍的诊断，性知识的了解及对性生活的指导纠正。⑦某些精神障碍的早期诊断、鉴别及心理治疗的进行，尤其是对精神障碍的康复期患者的心理指导及家庭对精神障碍患者的护理等问题的指导。

第三节　精神障碍的预防与康复

预防、治疗和康复是不可分割的三个组成部分。对于慢性、发作性、导致残疾的精神障碍患者，预防和康复是重要的环节，有时甚至比治疗更重要。

一、精神障碍的预防

全球前 10 个致残疾病中，精神障碍占 5 个。精神障碍不仅给我们带来了巨大的心理、社会和经济负担，也增加了患躯体疾病的危险性。1964 年，Caplan 首先倡导对预防精神障碍的重视，并提出"三级预防"模式，对精神病学产生巨大影响。我国也相应的制定出符合我国国情的"三级预防"体系。

（一）精神障碍的三级预防

1. 一级预防　即病因预防。主要内容为：

（1）对公众开展心理健康的保健工作，加强精神卫生知识的普及，及时提供心理咨询服务，促进人们的自我心理保健等。

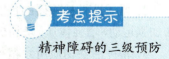

（2）对一些易患精神障碍的"高危人群"，包括具有特殊心理素质和从事高心理压力职业者，采取相应的心理干预措施。

（3）加强遗传咨询，防止近亲结婚，做好围生期保健等。

（4）定期进行流行病学调查。研究精神障碍在人群中的发病率、发病规律、分布情况及影响因素。

2．二级预防　二级预防的目标是早发现、早诊断、早治疗，争取完全缓解与良好的预后，防止复发。主要内容为：

（1）向公众广泛宣传精神障碍的有关知识，提高人们早期识别精神障碍的能力。同时，要改变人们对精神障碍患者所持的偏见，减少或消除患者及其家属忌讳就医的心理，做到及时就医，早期干预。

（2）对确认或可疑的精神障碍，指导患者及其家属及时就诊，明确诊断，接受合理、系统的药物和心理治疗，争取达到完全缓解，减少和防止疾病的复发。

（3）在综合医院内设立精神科和心理治疗科，为公众提供易于接受的精神障碍就诊环境和条件。

3．三级预防　三级预防的目标是做好精神残疾者的康复训练，最大限度地促进患者生理、心理、社会和职业功能的恢复，尽可能地减少精神残疾的发生，阻断疾病衰退的进程，提高患者的生活质量。主要内容为：

（1）积极谋求政府部门对精神障碍康复工作的重视和支持，协调各相关部门构建精神障碍防治康复体系。

（2）建立各种工、娱治疗站，对患者进行各种康复训练，同时进行健康教育和疾病咨询，使患者早日恢复家庭生活和社会功能。

（3）对经过治疗，病情趋于稳定的患者，进行多种形式的心理治疗和康复训练。让患者正确认识疾病，进一步正确认识自己，克服性格缺陷，正确应对现实生活中的各种心理社会问题和矛盾。督促患者按时按量服药，防止疾病复发，减少疾病，使患者最大限度地恢复心理和社会功能。

（4）关心和满足患者的合理需求，重视心理、社会环境对疾病预后、复发的影响，妥善解决患者的工作与就业问题。

（5）做好出院患者的定期随访工作，使患者能接受及时而有针对性的医疗指导和服务。调整出院患者的生活环境，指导家属为患者制订生活计划，努力解决患者的心理健康问题和日常生活中的实际困难。

（二）部分精神障碍的预防方式

1．神经症性障碍的预防　从儿童时期开始，就注重培养良好的性格、学会如何处理与同伴的关系及各种社会技能等（一级预防）。一旦表现出神经症性障碍的症状，即应考虑及时提供心理治疗、社会支持，结合药物治疗（二级预防）。注意进行康复工作，防止病残的发生，促进社会功能恢复等（三级预防）。

2．器质性精神障碍的预防　器质性精神障碍应减少脑器质性疾病和躯体疾病的发生，如加强运动，增强体质，增加机体的抵抗能力，改变不良生活方式等。

3．精神活性物质所致精神障碍的预防　加强毒品知识的宣传，指导儿童和青少年如何应对社会上的不良诱惑，指导家长如何早期识别吸毒的表现，早发现、早治疗。

4．精神分裂症与心境障碍的预防　早发现、早诊断，尽早使用精神病药物、抗抑郁剂及情绪稳定剂治疗，争取达到良好的临床疗效。坚持系统、合理的维持治疗，减少和预防复发。因有家族遗传倾向，应积极做好咨询工作。

5．应激相关障碍的预防　培养一个人的个性，培养其忍耐、克制和涵养的能力。失眠、

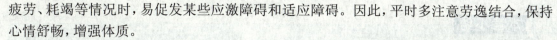

疲劳、耗竭等情况时，易促发某些应激障碍和适应障碍。因此，平时多注意劳逸结合，保持心情舒畅，增强体质。

6. 人格障碍的预防　首先应重视少年儿童的心身健康，特别应重视儿童的家庭教育问题、家庭的生活氛围、家庭成员的关系、家长对儿童的教育方法等。此外，家庭应与学校配合，禁止接触品行败坏的人员和不良的影视作品，培养他们优良的品德和作风。

二、精神障碍的康复

（一）精神障碍康复的概念

康复是指躯体功能、心理功能、社会功能和职业能力的恢复。精神康复应综合地、协调地应用医学的、社会的、教育的、职业的和其他方面的措施，对精神障碍患者进行训练和再训练，以减轻疾病因素所造成的后果，尽量改善其社会功能，提高精神障碍患者的能力，恢复或最大限度地发挥其功能水平，充分完成相应的正常角色，履行应尽的社会职责。精神康复的主要对象是慢性的重性精神障碍患者。

精神障碍康复的三项基本原则：功能训练、全面康复、回归社会。精神障碍康复的主要任务有：①生活技能训练和社会心理功能康复。②药物自我管理能力训练。③学习求助医生的技能。

（二）精神障碍的医院康复

1. 医院康复的工作内容

（1）训练患者的心理社会功能方面的行为技能，包括生活、学习、工作与社交等各方面能力的康复训练。

（2）实行开放式的患者管理制度，改善患者的住院环境，尽可能建立适度的开放性生活环境，提供合适的病房生活设施并配备康复训练的场所与设备等。

（3）致力于改变医院工作人员的服务质量与服务态度，建立良好的医患关系，培养患者的自主与独立能力。

（4）设立工娱治疗场所，合理安排患者的工娱治疗项目。设立康复科并配备各类从事精神障碍康复的工作人员，建立各种康复训练的有关制度，制定各种岗位人员的职责。

2. 医院康复的训练措施

（1）生活行为的康复训练：①日常生活活动训练。②文体娱乐活动训练。③社会交往技能训练。

（2）学习行为的技能训练：即为"教育疗法"。对慢性患者的学习行为训练可采取两种方法：一是住院期间进行各类教育性活动，如常识教育、科普教育、历史知识教育等。另外一种方法是定期开展有针对性的学习班，如家务劳动、家居布置、烹饪技术、社交技能、交通工具使用等。

（3）就业行为的技能训练：又称为"工疗"，也就是对精神障碍患者进行劳动就业培训。

（三）精神障碍的社区康复

社区是指在某一地理区域，形成一个在社会生活中相互依赖、彼此关联的一个大集体。社区康复是以社区为基础的康复，WHO 所强调的定义为：社区康复是指启用和开发社区的资源，将残疾人及其家庭和社区视为一个整体，对疾病的康复和预防所采取的一切措施。

本章小结

　　精神障碍的躯体治疗主要包括药物治疗和改良电痉挛治疗。精神药物按其临床作用特点分为：抗精神病药物、抗抑郁药、抗躁狂药或心境稳定剂、抗焦虑药。目前有条件的医院推广应用改良电痉挛治疗（MECT）。心理治疗主要适用于各类神经症性障碍、人格障碍、神经性厌食等。心理咨询是指运用心理学的理论和技术，通过与来访者讨论，提供帮助、启发，使来访者获得自助、自理、自强能力，自己解决自己的心理问题。针对精神障碍的康复，我国制定"三级预防"体系。精神康复应综合地、协调地应用医学的、社会的、教育的、职业的和其他方面的措施，对精神障碍患者进行训练和再训练，以减轻疾病因素所造成的后果，尽量改善其社会功能。

（汪永君）

 目标测试

A1 型题

1. 氯丙嗪主要治疗

　　A. 情感淡漠　　　　　　　B. 忧郁　　　　　　　　C. 思维贫乏

　　D. 兴奋躁动　　　　　　　E. 焦虑

2. 一般情况下，锂的血浆浓度超过多少就会出现中毒症状

　　A. 0.5mmol/L　　　　　　B. 1.0mmol/L　　　　　　C. 1.4mmol/L

　　D. 2.0mmol/L　　　　　　E. 2.5mmol/L

3. 适宜采用认知治疗的是

　　A. 人格障碍　　　　　　　B. 抑郁障碍　　　　　　C. 适应障碍

　　D. 精神分裂症　　　　　　E. 性变态

A2 型题

4. 患者，女，17岁，高中生。出现抑郁情绪1年，感到自己干什么事都干不好，认为朋友也看不起自己，学习成绩下降。应采取哪种心理治疗方法

　　A. 放松训练　　　　　　　B. 精神分析　　　　　　C. 暗示疗法

　　D. 认知疗法　　　　　　　E. 催眠疗法

第十三章　精神障碍与司法鉴定

学习目标

1. 掌握：司法精神病学鉴定的概念。
2. 熟悉：鉴定方式、机构及鉴定人。
3. 了解：司法精神病学鉴定的对象、内容和任务。

第一节　司法精神病学鉴定

当精神疾病患者涉及法律问题，为查明真相，维护精神障碍患者的合法权益、惩罚罪犯，需作精神疾病的司法鉴定。

一、司法精神病学鉴定的概念

司法精神病学鉴定又称司法精神病鉴定、精神病的医学鉴定等，是指精神疾病司法鉴定人，运用精神医学和法学的理论和技术研究和解决被鉴定人在涉及法律问题时的精神状态和法律能力的活动，主要包括对刑事、民事等各种类型案件中疑有精神障碍的有关人员的精神状态的鉴定和法律能力的评定。

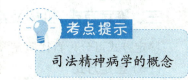

考点提示

司法精神病学的概念

二、司法精神病学鉴定的对象、内容和任务

司法精神病学鉴定时，应首先确定被鉴定人的精神状态是否正常。如果是异常，则应确定存在哪些精神症状，其性质和程度如何，能否构成某种精神障碍的诊断。然后判定其行为时的精神状态对其所实施行为的辨认及控制能力有无损害及损害的程度，然后对其法律能力做出评定。

（一）司法精神病学鉴定的对象

1. 刑事案件的被告人、被害人。
2. 民事案件的当事人。
3. 行政案件的原告人（自然人）。
4. 违反治安管理应当受拘留处罚的人员。
5. 劳动改造的罪犯。

6. 劳动教养人员。

7. 收容审查人员。

8. 与案件有关需要鉴定的其他人员。

（二）司法精神病学鉴定的内容及任务

1. 刑事案件中司法精神病学鉴定的内容及任务

（1）确定被鉴定人是否患有精神障碍，患何种精神障碍，实施危害行为时的精神状态，精神障碍和所实施的危害行为之间的关系，以及有无刑事责任能力。

（2）确定被鉴定人在诉讼过程中的精神状态以及有无诉讼能力。

（3）确定被鉴定人在服刑期间的精神状态以及有无服刑能力。

2. 民事案件司法精神病学鉴定的内容及任务

（1）确定被鉴定人是否患有精神障碍，患何种精神障碍。在进行民事活动时的精神状态，精神障碍对其意思表达能力的影响，以及有无民事行为能力。

（2）确定被鉴定人在调解或审理阶段的精神状态，以及有无诉讼能力。

3. 其他方面司法精神病学鉴定的任务

（1）确定各类案件的被害人等，在其人身、财产等合法权益遭受侵害时的精神状态，以及对侵犯行为有无辨认能力或者自我防卫、保护能力。

（2）确定各类案件中有关证人的精神状态，以及有无作证能力。

（3）被鉴定人在某些特定事件之后出现精神异常，确定其精神疾病的性质（如功能性或器质性）及其严重程度，精神障碍与该事件或医疗行为的关系，供委托单位作为定罪量刑或赔偿的依据。

（4）确定被鉴定人精神障碍的治疗、预后及社会功能损害程度，以判定其劳动能力和伤残程度等。

三、鉴定方式、机构及鉴定人

鉴定方式可分为直接鉴定和间接鉴定。

（一）鉴定方式

1. 直接鉴定　指鉴定人直接与被鉴定人接触，并进行必要的精神检查的鉴定。可分为门诊鉴定、住院鉴定和院外鉴定。以门诊鉴定的方式多见，即将被鉴定人送到鉴定机构进行鉴定，多用于案情简单的患者。反之，案情重大且复杂的案例，可采用住院鉴定。

2. 间接鉴定　又称缺席鉴定，即在未能接触被鉴定人的情况下作出鉴定。仅根据委托单位提供的资料做出书面鉴定。

（二）鉴定机构

执行司法精神病学鉴定的组织或单位称为鉴定机构。

我国新的《刑事诉讼法》第一百二十条第二款规定："对精神病的医学鉴定，由省级人民政府指定的医院进行"。即承担精神疾病司法鉴定的医院，还需依法经省级人民政府授权后，方才具有法定的精神疾病司法鉴定机构资格。

（三）鉴定人

1. 鉴定人的资格　鉴定人是具有专门知识的科学工作者，法律对其资格都有严格的限定。对司法精神病学鉴定这一特殊行业，鉴定人还应具备以下条件：

（1）具有坚实的精神病学理论知识和丰富的临床实践经验。

（2）具有一定的法学知识。鉴定人除必须了解我国宪法学、刑法学、民法学、诉讼法学、婚姻法学等学科的基本知识外，还应当熟悉我国的有关法律、法规，才能做到以事实为依据、法律为准绳，做出规范的、可操作性的鉴定结论。

（3）遵守国家法律和社会公德，品行端正。鉴定人必须遵守法律、法规和有关规章的规定，遵循科学、客观、独立、公正的原则，恪守司法鉴定人员职业道德和执业纪律。

第二节　法律能力评定

一、刑事责任能力

关于刑事责任能力的评定方法，我国《刑法》第十八条对精神障碍患者刑事责任能力的评定按"三分法"进行，即"无"、"限定（或者"部分"）"以及"完全"责任能力。

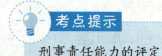

考点提示

刑事责任能力的评定

1. 无责任能力　精神障碍患者在不能辨认或者不能控制自己行为的时候造成危害结果，经法定程序鉴定，确认不负刑事责任的，应责令他的家属或者监护人严加看护和医疗，必要时由政府强制医疗。

2. 限定责任能力　尚未完全丧失辨认或者控制自己行为能力的精神障碍患者犯罪的，应当负刑事责任，但可以从轻或者减轻处罚。

3. 完全责任能力　精神活动健全的人作案，或者间歇性的精神障碍患者在精神正常的时候犯罪，应当负刑事责任。醉酒的人犯罪，应当负刑事责任。

二、民事行为能力

我国的民法将行为能力划分为 3 个等级，即"无"、"限制"和"完全"民事行为能力。《民法通则》对此具体规定如下：

1. 完全民事行为能力人　指年满 18 周岁以上的成年人、或者 16 周岁以上不满 18 周岁但以自己的劳动收入为主要生活来源者。

2. 限制民事行为能力人　指 10 周岁以上的未成年人或者不能完全辨认其行为的精神障碍患者。

3. 无民事行为能力人　不满 10 周岁的未成年人以及不能辨认其行为的精神障碍患者。

民事行为能力的评定也是根据医学要件（是否为精神障碍患者）和法学要件（辨认能力或意思表达能力状况）两个要素进行，两者缺一不可。

通常只有不可逆的精神障碍，如精神发育迟滞、老年期痴呆等，或者因重性精神障碍导致社会功能严重衰退的情况下，为保障患者合法权益而需要申请法院宣告其总体上无民事行为能力或限制民事行为能力。在多数情况下，患者行为能力的评估往往涉及多种具体情形，包括单纯的医学、特殊的涉及道路交通事故受害人的损伤影响、立遗嘱、签订合同、民事诉讼等方面能力的评估，或者是对劳动能力、精神残疾的评估等。

三、受审能力

受审能力是指刑事案件中的犯罪嫌疑人或被告人理解自己在刑事诉讼活动中的地位和权利，理解诉讼过程的含义以及行使自己诉讼权利的能力。

刑事责任能力和受审能力可能是一致的，如具有完全责任能力的被鉴定人一般也具有受审能力。而脑器质性精神障碍患者、急性期精神分裂症患者等可能既不具有责任能力，也不具有受审能力。两者不一致的情况包括某些患者受所患精神障碍的影响实施作案，但在审理时精神障碍已缓解，其受审能力可能是存在的；另一种情况则可能是被鉴定人作案时精神活动正常，但案发后或审理过程中发作精神障碍，如严重拘禁性精神障碍，此时应评定为具有责任能力，但无受审能力。与刑事责任能力评定的"三分法"不同的是，受审能力只存在"有"或"无"两种情况，不存在部分受审能力的说法，否则不能认定当事人完全具有履行法律赋予的权利和义务的能力。对于因精神障碍而丧失受审能力的犯罪嫌疑人或被告人，应暂时中止审理，将其移送指定的专科医疗机构进行治疗，待受审能力恢复后再继续审讯或审判。

四、服刑能力

服刑能力是指罪犯或服刑人员接受处罚和矫正改造的生理或心理能力。精神障碍致使罪犯或服刑人员不能理解刑罚的性质和意义，惩罚对其就不产生积极效果，也就无法达到矫正行为、预防犯罪的目的，反而可能因拘禁环境不能提供充分的医疗干预，导致病情恶化，产生消极效果。被鉴定人患有某种精神障碍是评定无服刑能力的医学要件，但同时还需具备法学要件，即因异常精神活动，使其对所处的法律地位、权利和义务不能正确的理解和履行，对刑罚的目的意义缺乏合理认知。只有在认真分析考察被鉴定人精神状态对其理解和辨认能力的影响程度的基础上，才能科学评定其是否具备承受刑罚的能力。评定为无服刑能力的精神障碍患者，应将其送往司法部门指定的精神卫生医疗机构接受强制性医疗措施，待精神症状消失，精神活动恢复正常，经评估能够承受刑罚后，再移送原服刑机关继续余下的刑期。

五、性自我防卫能力

性自我防卫能力是指女性精神障碍患者在其性不可侵犯权遭到侵害时，对自身所受侵害或严重后果的实质性理解能力。按照我国法律相关规定，"明知妇女是精神病患者或者痴呆者（程度严重的）而与其发生性行为的，不管犯罪分子采取什么手段，都应以强奸罪论处"。因此，女性精神疾病患者与他人发生性行为后，需通过司法精神鉴定来明确其对性行为的辨认能力，并将被鉴定人的性自卫能力作为对被告定罪量刑的法律依据。

根据《精神疾病司法鉴定暂行规定》第二十二条第一款："被鉴定人是女性，经鉴定患有精神疾病，在她的性不可侵犯权遭到侵害时，对自身所受的侵害或严重后果缺乏实质性理解能力的，为无性自我防卫能力。"

性自卫能力的鉴定最常涉及的精神疾病依次为：精神发育迟滞、精神分裂症和躁狂障碍等。

六、作证能力

作证能力又称"证人能力"，指相关案件的非当事人根据感知到的真实情况，向司法部门提供与案件有关的证言的能力。

在鉴定工作中首先要明确"精神缺陷"的性质和程度，做出精神障碍临床诊断，同时结合法学条件，判断被鉴定人能否辨别是非、能否正确表达意思，了解其异常的精神活动是否影响陈述事实的真实性。精神障碍患者由于受到幻觉、妄想支配，或由于思维障碍、智能障碍等致使其现实检验能力受损，不能辨别是非，不能正确表达真实情况，都属于无作证能力。但并非所有精神障碍患者或智能障碍者都属于无作证能力，需要根据具体病情及所要证明的事实而定。对于精神障碍患者（特别是处于间歇期、缓解期、恢复期或病情较轻时）视案件的具体情况来决定，只要不涉及患者的精神病理性活动内容，就不应该单一从医学条件的角度来排除其作证能力，而应以《刑事诉讼法》第三十七条"辨别是非，正确表达"为原则，结合疾病诊断及程度进行综合评判。

■ 本章小结

　　司法精神病学鉴定是指精神疾病司法鉴定人，运用精神医学和法学的理论和技术研究和解决被鉴定人在涉及法律问题时的精神状态和法律能力的活动。司法精神病学的鉴定方式可分为直接鉴定和间接鉴定。司法鉴定主要关心的是个体的法律能力，主要包括刑事责任能力、民事行为能力、受审能力、服刑能力、性自我防卫能力及作证能力。我国《刑法》第十八条对精神障碍患者刑事责任能力的评定按"三分法"进行，即"无"、"限定（或者"部分"）"以及"完全"责任能力。

（汪永君　窦歆和）

 目标测试

A1 型题

1. 精神疾病患者的法律能力不包括
    A. 刑事责任能力　　　　B. 受教育的权利　　　　C. 受审能力
    D. 民事行为能力　　　　E. 性自我防卫能力

2. 构成一切犯罪必须具备的共同要件有哪几个方面
    A. 犯罪主体　　　　　　B. 犯罪客体　　　　　　C. 犯罪的主观方面
    D. 犯罪的客观方面　　　E. 以上均是

3. 我国《刑法》第十八条对精神障碍患者刑事责任能力的评定按几分法进行
    A. 二分法　　　　　　　B. 三分法　　　　　　　C. 四分法
    D. 五分法　　　　　　　E. 以上均不正确

4. 指罪犯或服刑人员接受处罚和矫正改造的生理或心理能力，称为
    A. 受审能力　　　　　　B. 作证能力　　　　　　C. 民事行为能力
    D. 性自我防卫能力　　　E. 服刑能力

实 训 指 导

实训1　精神障碍检查

【实训目的】

1. 掌握病史的格式和病史包括的内容。

2. 熟悉精神障碍病史采集的方法和精神状况检查的方法。

3. 对精神科患者采集病史、检查精神状况后，完成一份精神科病历。

【实训准备】

1. 物品　患者的住院病历、桌子、椅子、纸笔若干。

2. 器械　白服、听诊器等。

3. 环境　实训室或见习医院精神科示教室。

【实训学时】

2学时。

【实训方法与结果】

（一）实训方法

1. 系统回顾　示教教师带领学生进入实训室或精神科示教室。先示教精神疾病病史采集的内容和精神状况检查的方法，再由学生代表复述以上内容。

（1）病史格式与内容：包括一般资料、主诉、现病史、既往史、个人史和家族史。

（2）精神状况检查内容

1）外表与行为：①外表。②面部表情。③活动。④社交性行为。⑤日常生活能力。

2）言谈与思维：①言谈的速度和量。②言谈的形式与逻辑。③言谈内容。

3）情绪状态：情感活动的客观表现是根据患者的表情、语气语调、行为、动作、自主神经反应判断。情感活动的主观表现可通过交谈了解其内心体验。了解患者占优势的情感、情感的诱发是否正常、情感的稳定性、情感与环境是否协调等。

4）感知：有无感觉增强、感觉减退、体感异常等。有无错觉、幻觉，及其种类、内容、出现的条件、时间和频率，与其他精神症状的关系及影响。

5）认知功能：①定向力。②注意力。③意识状态。④记忆。⑤智能。

6）自知力：了解患者对自己精神状况的认识能力，可由此推断患者的自知力，估计患者在今后诊疗过程中的合作程度。

（3）特殊情况下的精神状况检查

1）不合作的患者：对这类患者要从以下几方面观察：①一般情况。②言语。③面部表情。④动作行为。

2）意识障碍的患者：从神情、言语、行为、睡眠节律等来判断是否有意识障碍。

3）风险评估：自伤或自杀的高风险因素有：严重抑郁障碍的患者、老年男性、支持系统差、社会经济地位低、既往有自杀史等。伤人的高风险性因素有：精神分裂症、命令性幻听、男性、既往暴力史等。

（4）躯体检查与特殊检查。

2. 示教教师把学生分为 6～8 个人一组，可以由一名学生扮演患者角色，或者每组学生选取一位能提供完整真实病历的合作患者。

3. 示教老师组织学生对一个典型案例或提供的真实案例进行讨论分析，指出如何有针对性的对患者进行病史采集及精神状况检查。

典型病例

_____医院精神科住院病历

姓名 张某	性别 男		年龄 58 岁
民族 汉族	职业 工人		婚姻 已婚
籍贯 江苏南京	住址 南京市玄武区新街口中山路 ** 号		
床号 5 床		住院号 011188	
入院日期 2014-9-30		记录日期 2014-9-30	
病史陈述者 本人		可靠程度 可靠	

主诉：情绪低落、悲观绝望 7 个月，伴自杀行为 1 个月。

现病史：7 个月前，患者儿子因肱骨骨折住院治疗。患者出现情绪低落，经常哭泣流泪。6 个多月前，患者儿子康复出院，患者心情无好转，仍然闷闷不乐，以前喜欢看的电视现在也没心情看了。经常沉默寡言，总爱躺在床上。妻子邀其去散步，以没有力气拒绝。对家人的询问，不回答或回答简单。几次说自己害了儿子，罪行很大，活着也没有什么意思。7 个月来进食量减少，体重下降 5kg。患者诉说终日不能入睡，或只能睡片刻，认为自己患了"精神分裂症"。因此，感到绝望，并曾试图自缢一次被家人发现救下。

既往史：患下肢静脉曲张 30 年未治疗。无其他躯体疾病，无食物、药物过敏史。

个人史：一兄一妹。母孕期及幼年生长发育不详。患者自幼家贫，小学毕业辍学后在家务农。18 岁参军，退伍后进入某企业当工人，与同事、领导关系相处和谐。吸烟 20 支 / 天×30 年，饮酒 30 多年，约每周 2～3 次，每次饮 38 度白酒 1 斤，近 7 个月因病未饮酒。无毒品接触史。

病前性格：乐于助人，细心谨慎，内向，喜欢安静。从未与人争执，不擅长交际。

婚育史：24 岁经人介绍与现妻结合，婚后感情好，26 岁育有一子。

家族史：10 岁，其父去世，生前曾有精神障碍史，具体情况不详。其兄、妹、子均健康，无特殊情况。

体格检查

生命体征正常，消瘦，心、肺、腹及神经系统检查无异常。

精神检查

外表与行为：衣着不整，卫生不洁，接触被动。

认知活动：意识清晰，定向力、记忆力、智力正常。未引出感觉障碍、错觉、幻觉。言语减少，语速减慢，思维迟缓。未引出妄想及强迫观念。认为自己患"精神分裂症"，愿意住院治疗。

情感活动：愁眉苦脸，情绪低落，悲观、绝望，有自罪观念。

意志活动：活动少而迟缓，有自杀行为。

实验室及其他检查

血、尿、粪常规均正常，生化检查未回报。心电图、脑电图、头颅CT未见异常。

病历摘要

张某，男，58岁。因情绪低落、悲观绝望7个月，加重1个月伴自杀行为入院。7个月前患者儿子因肱骨骨折住院治疗，患者出现情绪低落，经常哭泣流泪。6个多月前，患者儿子康复出院，患者心情无好转，仍然闷闷不乐，兴趣丧失，活动、言语减少，出现自罪观念和自杀行为。7个月来进食量减少，体重下降5kg，体力下降，伴睡眠障碍。认为自己患"精神分裂症"，自愿入院。其父有精神障碍史，具体不详。

初步诊断：重度抑郁发作

医师：

4. 示教教师向学生传授医患交谈技巧，介绍本组患者的疾病特点，引导每组学生对本组扮演者或患者进行有侧重的病史采集和精神检查。

（1）采集病史的注意事项

1）病史采集应尽量客观、全面和准确。

2）注重了解患者的人格特点：①人际关系。②习惯。③兴趣爱好。④主导心境。⑤自我评价。⑥对外界事物的态度和评价。

3）采集病史是按顺序询问。

4）对病史进行整理加工。

（2）面谈检查的技巧

1）检查者（医生）的修养：①坦诚、接纳的态度。②敏锐的观察力。③良好的内省能力。④丰富的经验与学识。⑤得体的仪表与态度。

2）沟通技巧：①倾听。②接受。③肯定。④澄清。⑤善于提问。⑥重构。⑦代述。⑧鼓励患者表达。

5. 示教教师带领学生进入实训室或本组示教患者的病房，观察每组学生对患者采集病史和精神检查的过程，并对学生进行适当的提示和引导。

6. 学生采集病史、精神检查完成后，回到实训室或示教室进行分组讨论，把组内采集的病史和精神检查资料进行总结归纳。

7. 每组选一个学生代表向示教教师汇报采集到的病史及精神检查资料，示教教师对汇报内容进行评价，指出遗漏或不足之处。

8. 示教教师讲解精神科病历书写的注意事项。

9. 结合本组住院患者的实验室检查、影像学检查及其他相关检查，引导学生完成一份完整的精神科病历。

（二）实训结果

1. 学生能从患者及其病史知情者处采集到真实完整的病史资料。

2. 学生能对患者进行准确的精神状况检查。

3. 学生能对病史、精神状况检查进行总结归纳，完成一份合格的精神科病历。

（周云燕）

实训 2　精神分裂症

【实训目的】

1. 掌握精神分裂症的主要临床特征、诊断及治疗方法。

2. 熟悉精神分裂症的常见类型、鉴别诊断以及精神科病历书写。

【实训准备】

1. 物品　患者的病历资料、纸笔。

2. 器械　白服、听诊器等。

3. 环境　实训室。

【实训学时】

1学时。

【实训方法与结果】

（一）实训方法

1. 系统回顾　结合学生情况，启发帮助学生分析精神分裂症的临床表现、临床分型、诊断和鉴别诊断。

（1）精神分裂症的临床特征：临床主要表现为具有认知、思维、情感、意志行为等多方面的障碍和精神活动的不协调。

（2）临床分型：常见类型有偏执型、青春型、紧张型和单纯型。

（3）精神分裂症的诊断：主要根据 ICD-10 标准。

（4）精神分裂症的鉴别诊断：注意与神经症性障碍、脑器质性精神障碍、心境障碍、妄想性精神障碍、人格障碍和药物或精神活性物质所致精神障碍鉴别。

2. 组织学生阅读精神分裂症患者的病历资料。

病历摘要

李某，28 岁，女性，公司职员，广东广州人。因疑人讨论、迫害 6 个月由家属送入院治疗。病史由母亲代述。

患者于 6 个月前失恋后，闷闷不乐，沉默寡言。1 个月后，渐渐对人冷淡，不愿与人交往。看到邻居在聊天，她认为邻居在说自己的坏话，并因此生气，有时会对邻居破口大骂。在单位，看到同事在一起说话也认为是在说她，认为周围人的一言一行、一举一动都是冲着她来的，为此，经常冲动发脾气。并说听到自己脑子里有声音说话，威胁她和家人。刚开始，患者认为邻居要迫害她，后来发展到觉得单位有同事也针对她，想迫害她，因此不愿去单位上班。住院前 3 个月，患者无故认为自己被监视了，开始怀疑自己的房间被人安装了摄像头，对她进行录音、摄像。担心害怕，晚上睡眠不好。住院前 1 个月，患者闭门不出，生活懒散，每天都睡懒觉，不愿意梳洗，不洗衣服，拒绝做家务。认为家里的食物有毒，父母要毒害自己，跟父母吵架，不肯吃家里的食物。认为自己想什么，别人都知道了。觉得有人在她脑子里面装了一个芯片，芯片控制了她的想法。入院前患者经常无故发笑，对天空或物体自言自语。思维内容离奇，如病人自语说："我要回家，红外线控制了我，下雨了。"家人要送患者到医院就诊，患者拒绝，认为自己没有病。病后，患者体重无明显变化，食欲尚可，大小便尚正常。睡眠如前述。

既往史：身体健康，无重大疾病史，无头颅外伤史。无昏迷抽搐史。

个人史:自小在广东广州生活,无外地居住史。大专毕业,毕业后一直在一家外贸公司上班,平时工作主动性差。未婚。病前性格:敏感多疑,孤僻胆小。无特殊爱好,无知心朋友。

家族史:无精神障碍患者,无其他遗传性疾病患者。

体格检查:发育营养良好,心、肺、腹检查无异常。神经系统检查无异常。

精神检查:意识清楚,仪容不整,蓬头垢面,被动接触。注意力不集中,表情紧张,对周围环境怀有戒心。情感淡漠,主动言语减少,无特殊姿态及怪异动作。未引出错觉,可引出言语性幻听,内容属迫害性。患者诉"耳朵听到声音,声音说要我听话,不然就毒死我。"可引出关系妄想、被害妄想,内容荒谬,有泛化趋势。患者自诉"很多人想害我,包括邻居、同事、父母以及陌生人。","脑子里装有芯片,所以想什么,做什么,别人都会知道"。但是患者又不能说明白别人害她的理由。时间、地点、人物及自身处境的辨认能力正常。对疾病过程竟毫无认识,自知力缺失。

实验室检查:血、尿、粪三大常规正常。肝肾功能正常。头颅CT、脑电图未见异常。

3. 针对病历提出问题

(1)患者存在哪些精神症状?

(2)疾病诊断是什么?需与哪些疾病鉴别?

(3)治疗原则是什么?

4. 组织学生进行病历讨论、分析　将学生分为6～8个人一组,以组为单位,进行分组讨论。带教教师启发帮助学生分析示教病历中患者的临床症状、特点、诊断、分型、鉴别诊断及治疗。最后由每组的代表进行总结发言,带教老师点评。

5. 介绍精神分裂症的治疗

(1)治疗原则:药物治疗为主,辅以心理治疗、工娱治疗和技巧训练。

(2)常用药物:目前国内以非典型抗精神病药物如利培酮、奥氮平、喹硫平、阿立哌嗪和齐拉西酮作为一线药物选用。

(3)药物治疗时间:①急性治疗期:至少需要4～6周控制精神分裂症急性症状。②巩固治疗期:急性期症状控制后,继续治疗至少6个月,使病情得到进一步缓解。③维持治疗期:为减少复发或症状波动,需减量维持用药。维持治疗的时间根据不同情况而定。维持治疗的时间一般在症状缓解后不少于两年。维持剂量为原剂量的1/2～2/3。

6. 课堂总结　回顾案例,提出各型精神分裂症的临床表现和治疗原则

(二)实训结果

1. 学生能掌握精神分裂症的主要临床特征、诊断及治疗方法。

2. 学生能熟悉精神分裂症的常见类型、鉴别诊断以及精神科病历的书写。

(吴　婷)

实训3　精神障碍与司法鉴定

【实训目的】

1. 掌握司法精神病学鉴定的概念、鉴定对象及鉴定方法。

2. 熟悉司法精神病学鉴定的程序,并能结合具体案例正确分析,并做出恰当的判断和结论。

【实训准备】

1．物品　患者的病历资料、纸笔。

2．器械　白服、听诊器等。

3．环境　实训室。

【实训学时】

1学时。

【实训方法与结果】

（一）实训方法

1．系统回顾　结合学生情况，启发帮助学生分析司法精神病学鉴定的概念、鉴定的内容及方法。

2．向学生介绍　在精神疾病司法鉴定实践中，涉及女性患者受到性侵害案件时，对其性自卫能力如何进行责任能力的评定。

在精神疾病司法鉴定实践中，涉及女性躁狂障碍患者受到性侵害案件较为多见。对其性自卫能力评定应具体案件具体分析。

发病期的重症躁狂患者，一般丧失了对性行为的实质性辨认或主动抵御性侵害的能力，应当评定为无性自卫能力。轻躁狂女性患者常因性欲亢进而主动与人发生性行为，一般说来，这类患者对性行为的社会意义、性质、后果等的认识能力尚存，但控制能力削弱，应当评定为有部分性自卫能力。如果加害人明知女方是躁狂障碍或抑郁障碍患者，而"乘人之危"加以奸淫，无论患者态度如何都应当按强奸论处。

女性心境障碍患者受到性侵害时，性自我防卫能力的评定要结合患者心境障碍的严重程度和对该性行为的实质性辨认能力综合评定。一般来说：①重性心境障碍评定为无性自我防卫能力。②轻性心境障碍、环性心境障碍和恶劣心境障碍患者，要结合性行为事件的过程及患者对该性行为的实质性辨认能力确定其性自我防卫能力，可评定为无性自我防卫能力、性自我防卫能力削弱和有性自我防卫能力。③心境障碍缓解期，对性行为有辨认能力时评定为有性自我防卫能力。

3．组织学生阅读躁狂障碍患者的病历资料。

病历摘要

被鉴定人：刘先生，男，28岁。因涉嫌故意伤人前来鉴定。鉴定目的：有无精神障碍及涉案时有无责任能力。

刘先生幼年生长发育正常，适龄上学，成绩中等，初中毕业。毕业后成为个体营业者。平素性格内向，人际关系一般。其父反映：杨某于3年前开始出现昼夜不眠，到处乱跑，乱买东西，话多。常说大话，有时骂人，打妻子。当时送某精神病院诊治，诊断为：情感性精神障碍，躁狂发作。住院治疗2个月，症状缓解出院。2年前再次发作，表现为不睡觉，乱跑，乱说，打人、骂人。一次，买部手机时，还将卖手机的人带到家里来取钱，并说他要贷款买车这样的大话。一日，一位城管人员上班时，刚好路过刘先生家的商店门口，突然被刘先生从身后摔倒，将这位城管人员的脚扭伤，医院诊断为"左外踝骨折"。这位城管人员要追究刘先生的责任。家属及周围人认为刘先生患精神障碍，故委托司法精神病学鉴定。被鉴定人刘先生家族中无精神病史。脑电图检查正常。

精神检查：意识清楚，衣着整洁，接触良好，见到工作人员很有礼貌，但有些过分，进入鉴定室就伸手要与鉴定人握手。言语主动，语言明显增多，言语内容夸大，联想迅速。说他

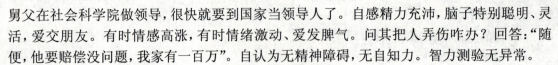

舅父在社会科学院做领导,很快就要到国家当领导人了。自感精力充沛,脑子特别聪明、灵活,爱交朋友。有时情感高涨,有时情绪激动、爱发脾气。问其把人弄伤咋办?回答:"随便,他要赔偿没问题,我家有一百万"。自认为无精神障碍,无自知力。智力测验无异常。

4.针对此病历提出问题

(1)临床疾病诊断是什么?

(2)如何评定病例中刘先生的刑事责任能力?

5.组织学生进行病历讨论、分析　将学生分为6～8个人一组,以组为单位,进行分组讨论。带教老师启发帮助学生分析示教病历中患者的临床症状、特点及事情的经过。最后由每组的代表进行总结发言,带教教师点评。

6.课堂总结　回顾案例,总结各组学生代表的发言。结合所学内容,引导学生共同分析并得出结论。

(二)实训结果

1.学生能熟悉司法精神病学鉴定的程序。

2.学生能根据具体的案情,做出恰当的分析与判断。

(汪永君)

参 考 文 献

1. 江开达. 精神病学. 第 7 版. 北京：人民卫生出版社, 2013.
2. 沈渔邨. 精神病学. 第 5 版. 北京：人民卫生出版社, 2009.
3. 王克勤. 精神病学. 南京：江苏科学技术出版社, 2013.
4. 郭延庆. 精神障碍护理学. 长沙：湖南科学技术出版社, 2009.
5. 孟繁臣. 精神病学基础. 北京：高等教育出版社, 2005.

目标测试参考答案

第一章

1. A   2. B   3. E

第二章

1. B   2. A   3. D   4. B   5. B   6. C   7. A   8. B   9. E   10. B

第三章

1. D   2. E   3. A

第四章

1. A   2. B   3. D   4. E   5. B   6. C   7. B

第五章

1. A   2. C   3. E   4. D   5. D

第六章

1. A   2. D   3. C   4. A   5. B   6. E   7. C   8. A   9. B   10. C

第七章

1. A   2. D   3. C   4. D   5. B   6. E   7. D

第八章

1. C   2. A   3. D   4. B   5. B

第九章

1. E   2. A   3. D   4. A

第十章

1. B   2. E   3. B   4. E   5. E   6. C   7. B   8. A

第十一章

1. C   2. D   3. D   4. A   5. C

第十二章

1. D   2. C   3. B   4. D

第十三章

1. B   2. E   3. B   4. E

《精神病学基础》教学大纲

一、课程性质

《精神病学基础》是中等卫生职业教育农村医学专业一门重要的专业选修课程。本课程主要内容包括精神障碍的病因、症状、检查、诊断、鉴别诊断及治疗；不同临床类型精神障碍的概念、临床表现、诊断与鉴别诊断、治疗与预防；精神病学与司法鉴定；相关的实训内容。本课程的主要任务是将精神障碍的理论、方法与实践技能应用于临床医疗实践，探索精神障碍产生的病因，以及不同类型精神障碍的发病机制、诊断与治疗。使学生从生物、心理、社会三方面研究和帮助精神障碍患者恢复健康、保持健康和预防疾病。随着社会的不断快速发展，加强精神障碍的预防和治疗已成为当今社会精神卫生工作的一个重要课题，也是摆在每位农村医学临床医疗工作者面前的一项重要任务。因此，精神病学基础已成为每位临床医务工作者的必修课。

二、课程目标

通过本课程的学习，学生能够达到下列要求：

（一）职业素养目标

1. 具有严谨、踏实、认真的工作作风。

2. 具有勇于创新、精益求精、实事求是的科学作风。

3. 具有良好的职业道德、负责的职业态度、强烈的事业心。

4. 具有团队合作意识。

（二）专业知识和技能目标

1. 具备精神障碍的基本知识，掌握常见精神障碍的概念、临床表现、诊断与鉴别诊断、治疗及预防。

2. 具有正确认识和评价正常与异常精神活动的能力，熟悉常见精神障碍的检查与诊断技术。

3. 具有运用所学精神障碍理论知识进行治疗与预防精神疾病的能力，初步具备司法精神病学鉴定的能力。

三、学时安排

教学内容	学时		
	理论	实践	合计
一、绪论	1	0	1
二、精神障碍症状	4	0	4
三、精神障碍的检查与诊断	1	2	3
四、脑器质性精神障碍	2	0	2
五、精神活性物质所致精神障碍	1	0	1
六、精神分裂症	4	1	5
七、心境障碍	2	0	2
八、神经症性障碍及分离（转换）性障碍	4	0	4
九、心身疾病与应激相关障碍	1	0	1
十、人格障碍、心理因素相关生理障碍与性心理障碍	2	0	2
十一、儿童和少年期精神障碍	1	0	1
十二、精神障碍的治疗、预防与康复	4	0	4
十三、精神障碍与司法鉴定	1	1	2
机动	2	2	4
合计	30	6	36

四、课程内容和要求

单元	教学内容	教学目标		教学活动参考	参考学时	
		知识目标	技能目标		理论	实践
一、绪论	（一）概述			理论讲授 案例教学 启发教学 讨论教学	1	
	1. 精神病学	了解				
	2. 精神障碍	掌握				
	（二）精神障碍的病因					
	1. 生物学因素	掌握				
	2. 心理因素	熟悉				
	3. 社会因素	掌握				
	（三）精神障碍的分类	掌握				
	（四）精神病学发展的现状与展望	了解				
二、精神障碍症状	（一）概述			理论讲授 案例教学 情景教学 角色扮演 讨论教学 启发教学	4	
	1. 概念	掌握				
	2. 正常精神活动与异常精神活动的鉴别	掌握				
	3. 精神症状的特点	掌握				
	4. 精神症状的影响因素	了解				
	（二）常见精神症状					
	1. 感知觉障碍	熟悉				
	2. 思维障碍	掌握				
	3. 注意障碍	掌握				
	4. 记忆障碍	掌握				
	5. 智能障碍	掌握				

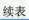

续表

单元	教学内容	教学目标		教学活动参考	参考学时	
		知识目标	技能目标		理论	实践
二、精神障碍症状	6. 定向力障碍	掌握				
	7. 自知力障碍	掌握				
	8. 情感障碍	掌握				
	9. 意志障碍	掌握				
	10. 动作行为障碍	掌握				
	11. 意识障碍	掌握				
	12. 常见精神障碍综合征	掌握				
三、精神障碍的检查与诊断	（一）病史采集			理论讲授案例教学角色扮演讨论教学	1	
	1. 采集病史	熟悉				
	2. 病史格式与内容	掌握				
	（二）精神状况检查					
	1. 精神状况检查内容	熟悉				
	2. 特殊情况下的精神状况检查	掌握				
	（三）躯体检查与特殊检查	了解				
	（四）精神科诊断过程	掌握				
	1. 横向诊断					
	2. 纵向诊断					
	3. 诊断原则					
	实训1：精神障碍检查		能	临床见习		2
四、脑器质性精神障碍	（一）概述			理论讲授项目教学角色扮演案例教学讨论教学	2	
	1. 基本概念	了解				
	2. 常见的临床综合征	掌握				
	（二）常见脑器质性精神障碍					
	1. 阿尔茨海默病	掌握				
	2. 血管性痴呆	掌握				
	3. 癫痫性精神障碍	了解				
	4. HIV感染所致精神障碍	了解				
五、精神活性物质所致精神障碍	（一）概述			理论讲授案例教学角色扮演启发教学讨论教学	1	
	1. 基本概念	掌握				
	2. 精神活性物质的分类	熟悉				
	3. 精神活性物质滥用的相关因素	了解				
	（二）常见精神活性物质所致精神障碍					
	1. 阿片类物质	掌握				
	2. 酒精	熟悉				
六、精神分裂症	（一）概述			理论讲授案例教学启发教学讨论教学	4	
	1. 概述	了解				
	2. 病因与发病机制	了解				
	（二）精神分裂症的临床表现及常见类型					
	1. 临床表现	掌握				
	2. 常见类型	熟悉				

续表

单元	教学内容	教学目标		教学活动参考	参考学时	
		知识目标	技能目标		理论	实践
六、精神分裂症	（三）精神分裂症的诊断与鉴别诊断					
	1. 诊断	掌握				
	2. 鉴别诊断	熟悉				
	（四）精神分裂症的治疗与预防					
	1. 治疗	掌握				
	2. 预防	了解				
	实训2：精神分裂症		能	案例分析		1
七、心境障碍	（一）概述			理论讲授 案例教学 启发教学 讨论教学	2	
	1. 概述	了解				
	2. 病因与发病机制	了解				
	（二）心境障碍的临床表现及常见类型					
	1. 临床表现	掌握				
	2. 常见类型	掌握				
	（三）心境障碍的诊断与鉴别诊断					
	1. 诊断	掌握				
	2. 鉴别诊断	熟悉				
	（四）心境障碍的治疗与预防					
	1. 抑郁障碍的治疗	掌握				
	2. 双相障碍的治疗	掌握				
	3. 预防	了解				
八、神经症性障碍及分离（转换）性障碍	（一）概述			理论讲授 案例教学 启发教学 讨论教学	4	
	1. 神经症性障碍的共同特征	掌握				
	2. 神经症性障碍的诊断	掌握				
	3. 神经症性障碍的治疗	掌握				
	（二）神经症性障碍的常见类型					
	1. 焦虑障碍	掌握				
	2. 恐惧性焦虑障碍	掌握				
	3. 强迫障碍	掌握				
	4. 神经衰弱	了解				
	5. 躯体形式障碍	了解				
	6. 分离（转换）性障碍	掌握				
九、心身疾病与应激相关障碍	（一）心身疾病			理论讲授 案例教学 启发教学 讨论教学	1	
	1. 概念	了解				
	2. 病因	了解				
	3. 常见的心身疾病	掌握				
	4. 诊断与治疗	掌握				
	（二）应激相关障碍					
	1. 概述	了解				
	2. 急性应激障碍	掌握				
	3. 创伤后应激障碍	掌握				
	4. 适应障碍	掌握				

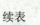

续表

单元	教学内容	教学目标		教学活动 参考	参考学时	
		知识目标	技能目标		理论	实践
十、人格障碍、心理因素相关生理障碍与性心理障碍	（一）人格障碍			理论讲授案例教学启发教学讨论教学	2	
	1. 病因	了解				
	2. 人格障碍的共同特征	掌握				
	3. 常见类型	掌握				
	4. 诊断与治疗	熟悉				
	（二）心理因素相关生理障碍					
	1. 进食障碍	掌握				
	2. 睡眠障碍	掌握				
	（三）性心理障碍					
	1. 病因	了解				
	2. 常见类型	掌握				
	3. 诊断与治疗	熟悉				
十一、儿童和少年期精神障碍	（一）儿童、少年期心理发育障碍			理论讲授案例教学启发教学讨论教学	1	
	1. 精神发育迟滞	掌握				
	2. 儿童孤独症	掌握				
	（二）儿童、少年期行为和情绪障碍					
	1. 注意缺陷多动障碍	掌握				
	2. 品行障碍	了解				
	3. 抽动障碍	掌握				
	4. 儿童、少年期情绪障碍	了解				
十二、精神障碍的治疗、预防与康复	（一）精神障碍的躯体治疗			理论讲授案例教学启发教学讨论教学	4	
	1. 药物治疗	掌握				
	2. 改良电痉挛治疗	了解				
	（二）心理治疗与心理咨询					
	1. 概述	了解				
	2. 心理治疗	掌握				
	3. 心理咨询	了解				
	（三）精神障碍的预防与康复					
	1. 精神障碍的预防	了解				
	2. 精神障碍的康复	了解				
十三、精神障碍与司法鉴定	（一）司法精神病学鉴定			理论讲授案例教学讨论教学	1	
	1. 司法精神病学鉴定的概念	了解				
	2. 司法精神病学鉴定的对象、内容和任务	掌握				
	3. 鉴定方式、机构及鉴定人	了解				
	（二）法律能力评定					
	1. 刑事责任能力	掌握				
	2. 民事行为能力	熟悉				
	3. 受审能力	了解				
	4. 服刑能力	了解				
	5. 性自我防卫能力	了解				
	6. 作证能力	了解				
	实训3：精神障碍与司法鉴定		会	案例分析		1

五、说明

（一）教学安排

本课程标准主要供中等卫生职业教育农村医学专业教学使用，第三学期开设，总学时为 32 学时，其中理论教学 28 学时，实践教学 4 学时，机动 4 学时。学分为 2 学分。

（二）教学要求

1. 本课程对知识部分教学目标分为掌握、熟悉、了解三个层次。掌握：指对基本知识、基本理论有较深刻的认识，并能综合、灵活地运用所学的知识解决实际问题。熟悉：指能够领会概念、原理的基本含义，解释现象。了解：指对基本知识、基本理论能有一定的认识，能够记忆所学的知识要点。

2. 本课程重点突出以岗位胜任为导向的教学理念，在技能目标分为能和会两个层次。能：指能独立、规范地解决实践技能问题，完成实践技能操作。会：指在教师的指导下能初步实施实践技能操作。

（三）教学建议

1. 本课程依据农村医学岗位的工作任务、职业能力要求，强化理论实践一体化，突出"做中学、学中做"的职业教育特色，根据培养目标、教学内容和学生的学习特点以及执业资格考试要求，提倡项目教学、案例教学、任务教学、角色扮演、情境教学等方法，利用校内外实训基地，将学生的自主学习、合作学习和教师引导教学等教学组织形式有机结合。

2. 教学过程中，可通过测验、观察记录、技能考核和理论考试等多种形式对学生的职业素养、专业知识和技能进行综合考评。应体现评价主体的多元化，评价过程的多元化，评价方式的多元化。评价内容不仅关注学生对知识的理解和技能的掌握，更要关注知识在临床实践中运用与解决实际问题的能力水平，重视职业素质的形成。